古老神奇的中医美颜经

—— 朱坤福　祝蕾◎著 ——

中医古籍出版社

Publishing House of Ancient Chinese Medical Book

图书在版编目（CIP）数据

古老神奇的中医美颜经 / 朱坤福编著 . -- 北京：中医古籍出版社，2020.5
ISBN 978-7-5152-2097-0

Ⅰ . ①古… Ⅱ . ①朱… Ⅲ . ①美容—中医学 Ⅳ . ① R275

中国版本图书馆 CIP 数据核字 (2020) 第 049665 号

古老神奇的中医美颜经

编　　著：朱坤福　祝蕾

责任编辑：许丽

出版发行：中医古籍出版社

社　　址：北京市东直门内南小街 16 号（100700）

印　　刷：廊坊市瑞德印刷有限公司

经　　销：新华书店

开　　本：710mm×1000mm　1/16

印　　张：18.5

字　　数：308 千字

版　　次：2020 年 5 月第 1 版　2020 年 5 月第 1 次印刷

书　　号：ISBN 978-7-5152-2097-0

定　　价：69.00 元

前　言

当我们生下来的时候，每个人都有一张与众不同的脸，在老人看来生出来什么样就是什么样，根本不可改变。然而，随着科技的发达，整容术在社会上日渐流行起来，一些人造美女脱颖而出，让万千女人惊喜不已，于是一股整容风悄然而起，然而真正得到自己想要的效果的人又有多少呢？从电视上我们不难发现有很多爱美女性因为整容而承受了巨大的痛苦，有些痛苦是不可逆转的，是将要伴随她们一生的，由此看来整容的代价实在是太昂贵了。

在一次偶然的聚会上我认识了这样一位女士，她的皮肤看上去很好，但仔细一看就能够看到脖子下端的手术痕迹。她告诉我，她跟老公很恩爱，老公非常支持她整容等。但是据我观察，她的老公想的并不跟她说的那么一致，他正在把目光转到旁边一位女士的身上，眼睛里充满羡慕。这让我很奇怪，她的老公怎么会用这种眼神看着别人呢？如果说漂亮，那位女士绝对没有他太太漂亮，后来想想我才明白：这个人需要的是一个原汁原味的女人，而不是一件人工雕琢出来的艺术品。这时候我突然对那个男人产生了同情，如果说他们之间真的有爱，那这个男人也是靠意志力去爱的，这真的是很痛苦的。

女人之美本身就应该是原汁原味的，或许你长得不够漂亮，但是你的那种自信、积极向上、贤淑的气质将会为你在男人面前增色不少。除此之外，我们应该活出自己的美来，因为真正的美应该是由内而外养出来的，而不是借助一把手术刀就能改变得了的。与其在整容上投入大量的金钱，不如多花些心思在自身的调理上，这样既健康，又不会过分地伤害自己。俗话说："清水出芙蓉，天然去雕饰。"说明美是由内而外的，只有自然美才是真正的美，而重在"调理内因、阴阳平衡"的中医美容就非常适合各位爱美的女性朋友。

中医美容是以中医理论为基础，以人体健美为对象，以具有中医特色的方法和药方为手段，通过调节脏腑功能，改善血液循环，达到清洁面部，美化肌肤、五官、毛发，消除瑕疵，维护、修复、重塑人体美的目的。中医美容就是要突出中医药天人合一、辨证论治的基本特点，继承和发扬中国传统自然美、神韵美及文质并重美的美学思想，追求由内而外的美容效果。

中医认为，美丽必须建立在身体和心理都健康的基础之上。身体健康，表明人体各组织器官发育良好及功能正常，只有具备这个前提，我们才能有红润光泽的皮肤、富有弹性的肌肉、挺直的身躯、敏捷的动作，从而能给人以外形上的美感。心理健康，则是人体外形美的添加剂。一个心理状况良好的人，才能精神愉快、豁达大度，给人增添一种气质上的美，同时，良好的心理也能延缓人地衰老。

在我们的身体上总有一些我们不满意的地方，这时候有些爱美的女性就希望马上看到洗心革面的效果，于是花费了自己大量的时间、金钱去加以改造，结果没有得到自己想要的效果不说，还失去了更多的东西。这又何苦呢？其实，只要我们拿出自信，耐心经历一个利用中医理论进行调理的过程，就完全可以拥有属于自己的美丽。因为人最重要的东西，就是自己与生俱来的特质，一旦丢失了它，我们也就失去了自己最宝贵的东西。

因此，希望自己容颜不老、青春靓丽的女人们，都应提升自己的审美取向，避免盲目跟风整容，做到内外兼备，这样才能拥有真正的自然美、健康美和整体美，才能让自己的每一寸光阴都似清醇的美酒一样，在岁月的酝酿下越发芬芳……

朱坤福

2019 年 10 月于耶奥利雅上海总部

目 录
CONTENTS

（四）汉方糊剂护容颜永不衰老 …………………………………… 146

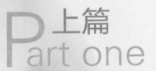

P_{art one} 上篇

中医让美丽自然绽放

　　我们每个人都是自然的产物，要想活得精彩、活得漂亮、活得健康，首先就要顺应自然，在自然中绽放自己与众不同的魅力。为了使面部白嫩红润、肌肤光滑细腻，现代越来越多的女士不再单纯的满足于涂脂、抹粉、饰面等表面文章，更加注重由内而外的调理，所以提倡"天人合一、形神协调"的中医美容成为很多人的选择。

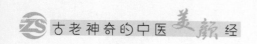
形神具美的中医养颜术

著名诗人朱自清的名篇曾说："燕子去了，有再来的时候；杨柳枯了，有再青的时候；桃花谢了，有再开的时候。但是聪明的你告诉我，我们的日子为什么一去不复返呢？"是啊！可爱的小燕子、婀娜青嫩的杨柳、粉红鲜艳的桃花都有回来的时候，而人是世间万物之灵，可我们逝去的年华将如何挽留得住？即便科学技术再发达，也只能是减缓人衰老的速度，要远去的终究还是要远去。用中医调理人的健康，虽然不可能生命永恒、青春常在，但是却可以让我们的生命过程健康而美丽。我们不期望时光能暂停，只愿青春的流逝变得慢些再慢些，在人生旅途中观赏燕子的呢喃、杨柳的新芽、桃花的绽放，感受岁月的美好，畅享生活的幸福……

美，是身体状况的外在表现，一个女人有了良好的身体底子，即使不是国色天香，也能够从肌肤润泽、黑发红颜、优美体态中表现出一种朝气蓬勃的青春之美、生命之美。如果肌肤问题层出不穷，不要急于投奔各种化妆品，而要从自身健康方面找原因。现在越来越多的人在使用现代流行美容方法的同时，开始求助于我国传统的中医美容。在医学美容领域中，中医美容以安全有效、防治并重、简便易行、经济实惠的特点而受到人们的普遍喜爱和欢迎，其各种美容方法被无数人反复运用并日臻完善。有人认为，中医与美容是两个完全不同的概念，两者怎么可能联系在一起？其实中医"内调外养"的理论恰与美容不谋而合，如今中医美容已经形成了一股潮流，像刮痧、拔罐、针灸等中医美容项目已经成了新时代女性的追求。

从概念上讲，中医美容有广义和狭义之分。广义的中医美容，是指使用针灸、按摩、气功、药物、食物、化妆等方法祛除邪气、补益脏腑、疏通经络气血、修饰仪容，治疗某些有碍美容的疾病，清洁和养护颜面、须发、五官和皮肤，提高它们的生理机能，延缓其衰老过程，保持人体的青春美、健康美。狭义的中医美容，是专指用中医保健和治疗方法，提高面部皮肤生理机能，延缓皮肤衰老，增加面部色泽，治疗某些面部疾病，使人的容颜得到进一步美化的方法，古代将这种狭义的中医美容方法称为"驻颜美颜""益容""留颜"。

中医美容，并不是根据一个模式来美化容貌，而是根据每个人的不同生理、肤色特点，使年轻人青春常驻，中年人容光焕发，老年人鹤发童颜，最终目的是推迟面容衰老，突出青春美，保持健康美。

在一些书籍中，美容和化妆常常并提，叫美容化妆，其实美容和化妆是有明显区别的。化妆，是通过各种化妆品如面脂、胭脂、口脂、黛、香粉等，对面部进行修饰，古人称为妆面、粉饰。这样的美，只能称为修饰美，中医术语称为治标，即解决临时问题，妆一去，其美也随即消失。而中医美容是通过按摩、针灸、食疗、内服药物和外用美容护肤营养药剂等，以全身调理和局部治疗相结合的办法，美化容貌，长葆青春。这样的方法，中医称为治本，即着眼于长远、从根本解决问题。

当然中医和化妆也有一定联系。以往人们对化妆品的需求在于修复表面皮肤出现的干燥问题，而今，人们对化妆品的要求越来越高了，希望化妆品能使其外貌变得更具魅力。但是时代的变迁带来环境的日益恶化，对皮肤的损害越来越严重，皱纹、斑点、暗疮等皮肤问题逐渐年轻化，吃药、打针也无法减缓这些变化，人们开始寄望化妆品可以改善这些问题。中医药在我国有着几千年的历史，中医思想早已深入人心，传统的中医药也早已被人们所接受。中国传统的中草药绿色、安全、作用温和、由内而外、标本兼治，既可美容又可养生，正好符合现代人们对化妆品的要求，所以，将中医思想应用于化妆品的研究开发中将成为中国未来化妆品的发展趋势，也将会受到越来越多消费者的欢迎。

养于"内"才能美于"外"

提起面容美，人们往往想到"沉鱼落雁"和"闭月羞花"，其实这两个典故只说了美的程度，并没讲明什么样的面容才算是"沉鱼落雁"和"闭月羞花"。实际上，不同的时代，对美的看法是不同的，汉代以瘦小为美，唐代以丰腴为美，尽管如此，历代对面容美的标准大体一致。《诗经·国风》细致描写了庄姜面容之美：肌肤像冻结的猪油，又白又滑；牙齿像葫芦子，又白净又整齐；方正广阔的额面；蚕蛾般细长弯曲的眉毛。战国末，宋玉在《登徒子好色赋》中，勾画的美女是："增之一分则太长，减之一分则太短；着粉则太白，施朱则太赤；眉如翠羽，肌如白雪；腰如束素，齿若含贝。"以后，妆色适中，接近自然，肤如凝脂，齿如碎玉，蛾眉方额，樱嘴桃腮就一直成为比较公认的美女形象。如貂蝉"一点樱桃启绛唇，两行碎玉喷阳春"；武则天"丰容玉肤，媚眼桃腮"，等等，这些是从长相、化妆来谈美的。

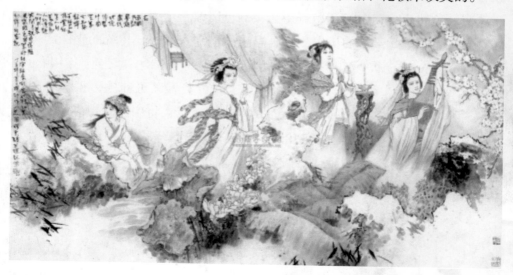

单从面部色泽而论，由于先天禀赋不同，所处的环境有异，有的人皮肤较白，有的则稍黑，中国人则多为黄色皮肤，但总以明润为佳。祖国医学认为，应从健康美的角度，把色与泽结合起来判断面容，当如下所述：红色，应像薄薄的帛裹着朱砂一样润泽含蓄；白色，应像鹅的羽毛那样洁白明润，这样的颜色，才是五脏精气充盈，气血旺盛，荣华表现于外的征象，才能称得上面容美。总体说来，光洁、细腻、滑嫩、晶莹、红润和富有弹性的皮肤，是美容的基础，不管什么样的肤色，只要具备了上述特点，就是美而健康的皮肤。

探讨面容美需要指出的是：仅有美的容颜是不够的，必须要有美好的心灵作根本。我国历来重视心灵美与容貌美的统一，周代设九嫔，掌管妇德、妇容等；东汉文学家蔡邕更指出："面不饰，愚者谓之丑；心不修，贤者谓之恶。面丑犹可，心恶尚谓之人乎？"所以，历代贤士都认识到，必须修心与修容并举。朋友，当你向往丽质秀美、青春常驻之时，千万不要忘记：有一颗美好的心灵，才能美貌永存。

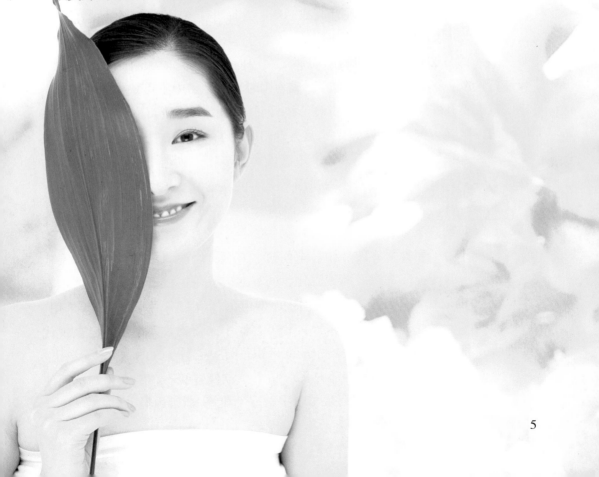

穿越历史感悟中医美容

　　祖国医学对美容方法的研究和使用源远流长。春秋战国以前，中医美容就开始萌芽，有关记载多散见于一些史籍之中。彭祖，为我国著名的长寿者，传说到商末时已经767岁而未现老态龙钟之象。据孙思邈《备急千金要方》记载，彭祖掌握了一种导引法（一种气功），练习后可使身体悦泽、面色生辉。《中华古今注》不但记载了"三代，以铅为粉"，而且还明确提出，造粉是为了作妆；并指出在殷纣时，就用红兰花汁凝成胭脂（当时叫燕支），涂面作"桃花妆"。《周礼》设"妇容"的专职管理人员，《博古图》还实录有周代专门做"妆鉴之具"的"四神奁"。当时，周郑之女用白粉涂面，黑颜料画眉；妇女不妆饰，不敢见公婆，可见化妆美容已成为当时日常生活中不可缺少的一部分。传说范蠡给孔安国等授"服饮药饵"术，使孔安国等"寿皆百岁，面如童颜"，可说是内服美容方的萌芽。《山海经》专门介绍了"荀草""蘦草"两味中药，"服之美人色""服之媚于人"。道教的鼻祖老子，创造了导引术，用其防衰抗老养生，开辟了调动人体内在因素美容的新途径。导引法美容，被道家广泛采用，后又为医学家接受，成了祖国医学美容的一枝奇葩。

　　秦汉时期，美容化妆品、美容药物等美容手段有所增加，美容理论基本奠立，并开始了美容复方的外用。秦朝时，"宫中悉红妆翠眉"，这是秦代承袭了周末的传统，重视面部美容化妆的写照。我国第一部药学专著《神农本草经》，也记载了具有美容作用的中药，如白芷、旋覆花、兰草、柏实等外用、内服药共二十多种，另记载十多种具有美容作用的食物，其中一些已被现代药理研究证实。可见，古人对美容中药的认识是有一定科学性的。《荀子》指出："安燕而血气惰，劳勤而容貌不枯。"指出了欲使容貌不枯，必须运动而使气血流畅的运动美容观点。现存最早的中医理论典籍《黄帝内经》则提出："五七阳明脉衰，面始焦；六七三阳脉衰于上，面皆焦。"从经络学说、气血学说等方面，奠定了中医美容的理论基础，一直指导着以后的美容实践。各种资料都证明，汉代，涂脂抹粉已流行，除普遍使用化妆品外，已有了"妆点""扮妆""妆饰"等化妆专用名词，擅长化妆的专门人才和从事制作化妆品的人已经出现。使用美容化妆品已不仅仅是为了打扮，也是弥补生理缺陷的需要，如张敞之妻眉有疤痕，张为其妻画眉，世称张敞眉，即是明证。宋玉写女子"眉联娟以蛾扬兮，朱唇的其若丹"，可见，口红也被使用了。在长沙马王堆汉墓中出土的"汉奁"，圆形双层，上层置手套等物，下层置九个小漆盒，分别盛放假发、梳篦、脂粉、铜镜等物，反映出美容化妆比前代又进了一步。在此期间，医学家把健身、延年益寿的各家派别融为一体，并首先使用外用复方美容。著名的医学家华佗，"晓养性之术，时人以为年且百岁面貌有壮容。"他把道家的导引和中医药结合，创五禽戏和内服健身药，长期使用可使人长寿。《华佗神医秘传》载美容外用复方十首，治面上黑色、粉刺、斑痕等，剂型有粉、膏等。

自魏代到明代，中医美容日趋发展，美容剂型有新的突破，美容方法向

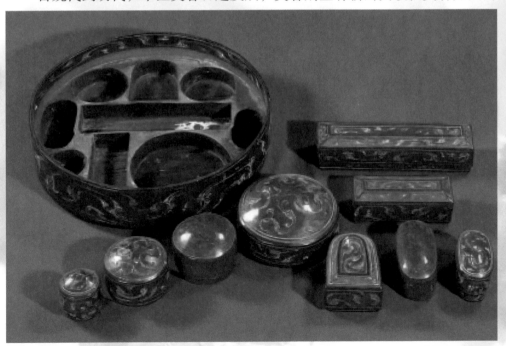

长沙马王堆汉墓中出土的"汉奁"

多样化、实用性方面发展。后魏贾思勰的《齐民要术》中，详细记载了用白米英粉、胡粉、落葵子汁经过蒸晒，制成紫色的紫粉以敷面。我国现存第一部外科专著《刘涓子鬼遗方》也记载了两首外用美容处方。葛洪的《肘后备急方》中更列专篇，讨论面部美容及疾病，收美容处方共33首，外用剂型就有美容粉、美容膏、面膜和美容液之不同。在该书中，还记载了内服美容的具体药物，如白瓜子、桃花、地黄、大豆黄等，并叙述了药物的服法，计有服药取白方、令人香方、疗人面无光润黑黩及去皱面脂方等。隋代，巢元方著的《唐病源候论》中，在诸证之末，多附"养生方导引法"，其中也不乏气功和按摩美容的内容。

　　唐代政治稳定，经济繁荣，爱美之风更盛。故宫博物院藏有当时银制花鸟粉盒，非常精美，距今已一千多年，说明当时不但使用粉，而且有了高级盛装饰品的容器。57岁的武则天，仍然有年青时的容貌，世人认为与她用香汤洗浴，油脂、香粉涂脸是分不开的，证明了中药美容的独特功效。当时民间学习宫中的美容化妆方法，有"宫中好广眉，四方且半颜"之谚语。杜甫"腊日诗"称道"口脂面药随恩泽"，可见美容品已作为皇帝恩赐之品。孙思邈的《备急千金要方》，王焘的《外台秘要》均设专篇收载美容方法，前者还首次记载了针刺太冲、行间治疗面黑的针刺美容法。从两书的内容看，既有面药、面脂、手膏、澡豆方等外用美容品。又搜索了内服、冰冻、按摩、导引、针灸、砂磨诸种方法，可谓集美容方书之大成，对中医美容的发展起到了承先启后的作用。1974年，考古学家发现宋代的沉船，在船舱里有大量香妆物品，说明当时美容品具有良好的实用性，并已开始向国外输出。为防止风霜侵袭和紫外线照射，当时北方少数民族也使用了"瓜蒌佛妆"保护面容，"佛妆"实际是面膜的又一种形式。宋代的中医方剂书籍如《太平圣惠方》《圣济总录》《普济方》和此后一些外科书籍如《外科正宗》，对面部疾病的发病机理较唐代以前有了更深入、更细致的论述，且所收的美容方药大大超过了唐代以前的任何方书。明代李时珍的《本草纲目》，搜集了不少民间的实用简便美容方，如芫荽煎汤治面上黑子，白茯苓蜜和治面黩雀斑等，对继承整理民间美容法起了较大作用。

　　清代由于政府腐败，经济落后，民不聊生，中医美容处于停滞时期，只是在宫廷制作少部分美容品以供统治者享用。特别是鸦片战争后，随着资本

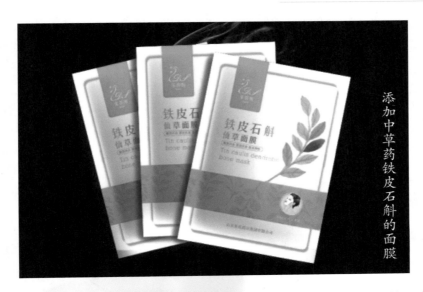

添加中草药铁皮石斛的面膜

主义国家对我国的军事侵略，国外化妆品充斥国内市场，仅有少数几家手工作坊生产传统美容品，中医美容逐渐被冷落起来。

近年来，日用化妆美容品被广泛使用，但也日益暴露出其效果短暂、易致过敏的弱点。因此，效果持久稳定、无毒、简便易行的中医美容方法日益受到人们的青睐。国外使用化学美容品一百多年，又反过来对中医药美容予以极大关注，对许多中药的美容作用进行了实验研究。国内许多厂家也竞相生产出一些添加中草药的美容剂，对扩大中医美容的影响、发展中医美容起到了良好作用，但这些工作仅仅注意到中医美容中的一部分，而大部分中医美容方法如药膳美容、内服中药美容、经络美容、气功美容等尚未引起人们的足够重视。就是外用美容品，也只在极小的范围内使用了一些珍贵营养药物。可以说，中医美容的大多数内容，沉睡在中医学这个宝库中尚未被发掘。因此，亟须对所有的中医美容方法进行整理，使中医美容造福于人民。

中医对姣好容颜的认识

（一）身康体又健，女人花不败

谁不想自己有沉鱼落雁之貌、闭月羞花之容，谁不想自己仪表堂堂、容光焕发，但是否仅仅涂脂抹粉，就能青春常驻、容颜不衰呢？回答是否定的。古云"自古红颜多薄命"，就是指那些美貌佳人，往往由于身体虚弱，像一朵娇嫩的花，过早地夭折了，《红楼梦》中的林黛玉就是典型例子。

中医认为，人体是一个有机的整体，这个整体的各脏器组织有着不同的功能和作用，它们在生理上相互联系，病理上相互影响。而面部仅是身体的一部分，皮肤只是身体的一个器官，它与各个脏腑、各条经脉都有着直接或间接的联系。面容的荣衰直接反映身体的健康状况，皮肤白嫩、面色红润细腻光滑是健康美的标志，也是各脏腑、经脉功能正常、气血充盛的表现。如果任何一个脏腑或经脉功能发生障碍，导致气血不足或失调，必然要反映到面部，引起面容憔悴，面色发黄，或苍白，或苍老晦暗，皱纹满布，皮肤弹性减弱。试想，一个脾胃虚弱的贫血患者，即使浓妆艳抹，也掩饰不了营养不良的病态。而身体健康，容光焕发者却不乏其人。

由此看来，欲使青春常驻，容颜不衰，首先必须强身健体以固本，打好美容的身体基础，针灸美容在整体上多选用强壮穴；内服美容品多用滋补剂；气功导引美容注重全身气机调理，练真气以充实脏腑，都是固本以美容的实际运用。

（二）五脏全养好，红颜自然到

五脏，即心、肝、脾、肺和肾，是人体最重要的器官。中医认为，面部皮肤是五脏的一面镜子，它能反映五脏气血的盛衰和功能的正常与否，换句话说，五脏气血的盛衰、功能的正常与否直接关系到面容的荣枯，而五脏与面容的关系主要通过经脉、络脉、阳气、阴血和津液等与面部的联系体现出来。五脏通过经络，将阳气、阴血、津液运送和散布于面，滋补润养皮肤，抗御外邪的侵袭，从而使面部荣润，容貌不枯。古代医学家还认识到，随着人的年龄增长，五脏六腑、十二经脉开始由盛而衰，故腠理疏松，颜容渐衰，须发渐白。中医还将面部不同的部位和颜色分属五脏，即左颊属肝，右颊属肺，头额属心，下颏属肾，鼻属脾；心色赤，肺色白，肝色青，脾色黄，肾色黑。下面具体谈谈心、肝、脾、肺、肾五脏对面部美容的影响。

1. 心：心与面容的关系主要在于心能推动血液运行，滋养面部皮肤，使面部红润光泽。中医认为，心主血脉，有推动血液在脉管内运行的作用。由于面部的血脉分布较为丰富，所以，心脏功能的正常与否，与面部容颜的荣润关系极大。如心气旺盛（心的功能正常），血脉充盈通畅，则面部皮肤有血液的滋养而面色红润，富有光泽，即所谓"其华在面"。如果心气不足，心血亏少，则面部血供不足，皮肤得不到足够的滋养而面色枯槁黯淡。如果心血失之过多，则面白如纸，即《灵枢·决气》所说："血脱者，色白，天然不泽。"

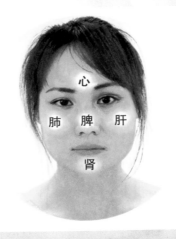

2. 肺：肺与面部的关系在于肺的主气功能和宣发卫气、津液输布全身（包括面部），以温润肌腠皮肤的作用。肺主气，指人体上下表里之气均为肺所主管，尤其是卫气与肺的关系更为密切。中医认为，卫气能温煦肌肉，充实皮肤，滋养腠理，调节汗孔的开闭。我们知道，皮肤是机体对外界气候变化最敏感的组织，而终年暴露于外的面部皮肤更是如此。因此，面部皮肤更需要卫气的温煦、充实、滋养。故肺主气及宣发功能正常，则能将卫气宣布于体表肌肤，使肌肉开解通利，皮肤柔和润泽，腠理细致紧密，从而使皮肤能够适应外界的气候变化，防止外邪的侵袭，这一作用在面部美容中具有非常重要的意义。津液，即人体正常水液的总称，是人体重要的物质之一。津液由肺宣发布散于全身，具有滋润皮肤毛发、滑利关节、润养孔窍（眼、耳、鼻等）、充养骨髓和脑髓的作用。肺的宣发功能正常，则可宣发津液于皮肤，使皮肤润泽；反之，则如《黄帝内经》所说的那样："肺气弗营，则皮毛焦，皮毛焦则津液去；津液去……则皮枯毛折。"

3. 脾：脾与面容的关系主要体现在脾能将水谷化生为气血，滋养荣润皮肤。中医认为脾主运化，表现在以下两个方面：第一，脾能将水谷消化吸收，变化为维持人体生命、滋养皮肤的必需物质——气血，故中医有"脾为气血生化之源"之说。只有脾运化水谷功能正常，源源不断地化生气血，生命才得以维持，皮肤才得以滋养，人才能精神抖擞，容光焕发。反之，脾运障碍，气血不足，不能荣润于颜面，其人必精神萎靡，面色萎黄，或色如尘垢，枯暗不华。第二，脾能运化水湿，即包括将人身水液正常吸收和排泄。如果脾运化水湿的功能失常，水湿停聚于体内，久则化热，湿热上冲熏于面，可导致痤疮、酒渣鼻等面部疾病的发生，从而影响面部美容。另外，中医认为脾主运化还可将水谷中的营养物质输送到全身肌肉中去，使肌肉发达丰满。如果脾运化失常，肌肉缺乏水谷营养物质的滋养，则会出现萎缩，从而使面部过早地出现皱纹，影响美容。现代医学认为，凡患有消化系统疾病的人，因为胃肠功能不好，维生素和蛋白质吸收障碍，无法保持其肌肤的润滑，故其面色晦黯，皮肤粗糙。

4. 肝：肝与面容的关系主要在于肝有疏泄藏血功能。中医认为，肝脏具有贮藏血液和调节血流量的作用。肝脏功能正常，则面部血液供养丰富而面色红润。但肝所藏之血，必须靠其疏泄气机，推动血液运行，才不至于瘀滞。若肝藏血不足，则面部皮肤缺少血液的滋养而表现出面色不华。若肝的疏泄功能失常，血液瘀滞于面，则出现面青目黑或黄褐斑而影响面容。另外，肝主疏泄的功能，还表现在调达情志方面。只有在肝气疏泄功能正常、气机调畅的情况下，人才能心情舒畅，笑口常开，青春常驻；反之，肝失疏泄，气

机不调则郁郁不乐，愁眉苦脸，久则
过早出现面部皱纹。

5.肾：肾与面容的关系集中表现
在肾主藏精化气而滋养面部皮肤上。
中医认为，肾既能藏先天父母之精，
又能"受五脏之精而藏之"。精是构
成人体的基本物质，它能化生肾气，
温煦五脏，使五脏功能正常，气血旺盛。
因此，人的发育与衰老，关键在于肾
气的盛衰。五脏功能的正常与否，气

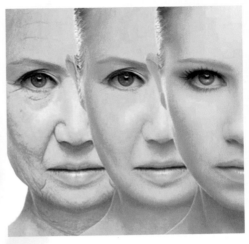

血的盈亏，与肾的藏精功能息息相关。故肾精充足、肾气旺盛是五脏功能正常、
气血充盛、延年驻颜、容貌不枯的根本保证。所以，祖国医学认为，肾气不足，
肾之本色黑色上泛于面，会导致面生黄褐斑。若肾虚水亏不能制火，火邪郁
结于面部皮肤，可导致面部雀斑、黑变病的发生。若肾精早亏，肾气先损，
势必影响五脏化生气血的功能，出现面色黧黑，未老先衰。

综上所述，五脏功能正常在延缓容颜衰老，使青春常驻方面有着至关重
要的作用。因此，不要仅注意面部的化妆美容，而忽略保持五脏功能正常、
气血充盛这个根本的美容方法。两千多年前，医圣张仲景就对那种只图外表、
不顾根本的做法做过严厉的批评。他说："崇饰其末，忽弃其本，华其外而
悴其内，皮之不存，毛将安附焉？"朋友，在你进行面部美容，追求青春常驻、
鹤发童颜的时候，请不要忘记医圣张仲景这段至理名言。

（三）经络气血足，颜比花儿娇

经络，即经脉和络脉的总称。经，即经脉，有路径的含义，沟通内外，
是经络系统中的主干；络，是经脉别出的分支，有网络的含义，较经脉细小，
纵横交错，遍布全身。经络内属于脏腑，外连于四肢、筋骨、皮肤，沟通人
体内外，将各组织器官连成一个有机的整体，起到运行气血、联络脏腑组织
的作用。

经脉由十二正经和奇经八脉组成。十二正经是：手太阴肺经、手阳明大
肠经、足阳明胃经、足太阴脾经、手少阴心经、手太阳小肠经、足太阳膀胱

经、足少阴肾经、手厥阴心包络经、手少阳三焦经、足少阳胆经、足厥阴肝经。奇经八脉中，督脉，即总督全身阳气之经脉；任脉，有总任、统任之意，统领全身阴气，它们和十二经脉紧密协作，完成全身阴阳的协调作用。至于其他六条经脉，因与美容的关系不大，这里就不做介绍了。

经脉与美容的关系，主要在于经脉能运行气血、润养容颜。上述十四条经脉，在外基本上覆盖人体体表；在内和身体五脏六腑密切相连，互相贯穿、交叉。这些经络，其主干或分支直接在面部循行的就有手阳明大肠经、足阳明胃经、手少阴心经，手太阳小肠经、足太阳膀胱经、手少阳三焦经、足少阳胆经、足厥阴肝经、督脉和任脉共十条经脉。手太阴肺的经脉虽不和面部直接发生关系，但肺主皮毛，人体的皮肤、毛发润泽荣枯和肺有密切的联系。足太阴脾的经脉也不直接循行面部，但脾主升发，气血的生成又必须靠脾的生化，面部的荣枯直接依赖气血的供养。足少阴肾经不通过面部，但肾"其华在发"，头发的荣枯直接反映了肾中精气的充足与否。肾中精气还能通过濡养五脏而影响面部的色泽。中医认为，肾中阳气不足，水气上泛，面部晦涩无光；肾阴亏虚，面部憔悴无华。所以，面部和肾也有密切的关系，难怪中医典籍《黄帝内经》说："十二经脉，三百六十五络皆上行于面。"直接循行于面部的经脉和面部美容有着千丝万缕的联系。足少阳经脉起于目外眦，经过太阳，到耳前，再向上到达额角部，下行至耳后，沿颈部下行。其中一条支脉，从目外眦直达下颌角前，又向上抵于颧骨，过咬肌，向下行于身体

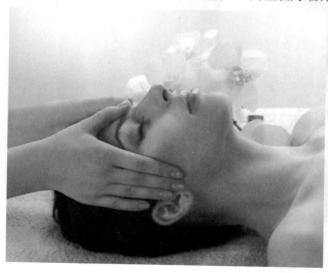

两侧，故足少阳经脉主要行于头面两侧。足阳明胃经起于眼眶正中下缘，向下直行，从下颌角前下颈，故正面部为足阳明经脉所循行。足太阳膀胱经起于目内眦，上额，和督脉会于巅顶，然后入脑，下行背部两侧，所以，此条经脉主要行于额头。手阳明大肠经脉起于食指，主要

行于上肢外侧，从颈部入面后，通过
面颊，进入下齿龈，所以，该条经脉
在面部主要行于面颊部。手太阳小肠
经脉起于手小指背面内侧端，沿上肢
背内侧上行，从颈侧上达面颊，一支
至目外眦，一支从面颊上行目眶下，
抵于鼻旁，至目内眦，所以，该条经
脉主要行于睑的侧面。手少阳三焦经
起于无名指末端，向上行于上肢背面
正中，从颈后侧上头，沿耳后直上，
出于耳部，上行额角，再屈而下行至

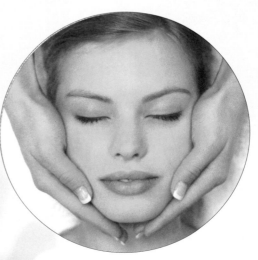

面颊部，到达眶下部；另一支从耳后进入耳中，出于耳前，到达目外眦，故
该条经脉也主要行于面侧部。

　　手少阴心经起于心中，主要行于上肢前内侧，但有一分支挟着咽喉上行，
连系于目系（眼球连系于脑的部位），所以，心经的经脉也行于正面，和足
阳明胃经基本相同，只是循行部位深浅有异。足厥阴肝经起于足大趾内侧，
沿下肢内侧上行，绕阴部，从小腹、肝、胃、膈分出一支注于肺；主干上行，
沿喉咙的后面进入鼻咽部，连接于目系，再上出于前额，和督脉会合在头顶；
进入目系的支脉，下行面颊，环绕口唇内。

　　任脉起于小腹内，主要行于人体前正中线，上行到达咽喉部，再环绕口唇，
经过面部，进入目眶，和足阳明胃经相连，故该条经脉将行于正面。督脉起
于小腹内，沿后正中线上行，从前额下行鼻柱，在头面部也行于正中线上。

　　可见，人体面部侧面，是手太阳小肠、手阳明大肠、手少阳三焦、足少
阳胆经脉分布的地方。正面，为足阳明胃、手少阴心经循行。额为足太阳膀
胱经脉所过。督脉行于正中。口周为足厥阴肝、任脉所环绕。而经络能使面
容保持荣润、红活、细腻，和下面两个作用是分不开的。

　　一为运行作用。即通过"经气"的推动，经络把营养物质运行到面部，
以保证面部的新陈代谢需要。只有面部得到气血的濡养，才能光泽红润。

　　二为防御作用。经络推动气血的运行，使气血充盈于面部，而气本身有
防御功能，能阻止外界致病因素侵袭，保护皮肤。没有外邪的侵犯，面部皮

肤才能调柔荣润。

（四）避寒暑六淫，护无瑕美肌

人生活在自然界里，其生老病死无不与自然界的变化息息相关。季节和气候的变化，对人体的生命活动，乃至面容都会产生影响，这一点古人早已有认识。《黄帝内经》中指出："夫百病之所始生也，皆生于风雨寒暑……""劳汗当风，寒薄为渣，郁乃痤。"自然界四时气候的变化是有规律的。中医把在正常情况下的风、寒、暑、湿、燥、火这六种不同的气候变化叫作六气。由于人们在长期与大自然搏斗的生活实践中逐步认识了六气变化的特点，产生了一定的适应能力，所以，正常的六气不易导致疾病。只有在气候异常，急骤变化，或人体自身的抵抗力下降时，六气才会成为致病因素，侵犯人体，导致疾病。中医把这种情况下的六气，称为六淫。淫，就是太过的意思。另外，人体脏腑功能失调，亦可形成类似风、寒、湿、燥、火证候的邪气，且与外受之邪气相互影响，两者在性质特点和致病表现上颇多相似之处，故在中医书籍中常一并论之。

人的面部终年暴露在外，饱经风霜，受尽寒暑。每当气候骤变，或应温反寒，或本寒反热，或身体虚弱，抵抗力下降，则面部首当其冲，六淫侵袭于面，常导致粉刺、酒渣鼻、雀斑、黧黑斑、扁平疣、白癜风等严重影响面容的疾病发生。一般说来，对面部美容影响较大的为风（包括寒）邪和热邪。

在中医的病因学中，风为六淫之中的主要致病因素，常为外邪致病的先导。凡寒、热、燥、湿、火多依附于风邪而侵犯人体，如风寒、风湿、风热。故《素问·风论》说："风者，百病之长也。"风邪致病的另一特性是常侵袭伤害人体的头面部和肌表，故风邪又是六淫之中对美容影响最大的邪气。《医方类聚》说：（引《神巧万全方》）"头面者，诸阳之会，血气既衰，则风邪易伤，故头病则或生恶疮，或生

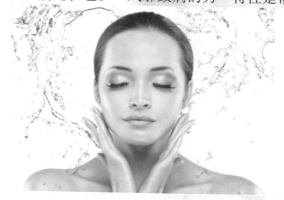

秃疮，面上则有黯黵（面上黑斑）、疮痣、粉刺、酒渣之属。"风邪侵袭面部皮肤，使津液不行，无以润养肌肤，可以发生粉刺；若肝气郁结，复感风邪，搏于肌肤，则可导致面部白癜风的发生；若风邪入于面部经络，使气血凝滞，皮肤肌肉不得润泽，则会产生黑痣或扁平疣。至于风邪与其他邪气相合而产生的面部疾病就更多了，这里不一一列举。

中医认为火热之邪为阳盛所生，故火热常常混称。顾名思义，凡火皆向上窜动，故火热之邪有炎上的特点，其致病部位多在人体的头面部，且常外受热邪，内蕴火热，合而为病。可以这样说，面部所患的疾病，几乎都与火热之邪有关。如肺胃积热，上熏于面，复受风寒，血行不畅，瘀结凝滞，可发生酒渣鼻；若肺经郁热，外受风寒之邪，或用冷水洗面，以致热血凝滞，结于颜面，则可长粉刺；如肝胆本有血热，又外感风热之邪，二邪相合，热极化毒，蕴阻于皮肤，则可导致扁平疣的发生；如肝肾阴精亏虚，水不制火，血虚不能外荣于肌肤，火燥结成斑黑，色枯不泽，可以引起面部黧黑斑；如情志过激，气机不畅，郁而化火，再加上风邪外搏，风邪火热郁于面部孙络，可导致雀斑；如外感风热毒气而生面疮，疮愈而热毒滞留，郁于血脉之中，则可导致面部瘢痕。

从上可知，六淫主要通过侵袭人体面部皮肤，使气血失和，津液不行，血液凝滞，而导致各种影响面部美容疾病的发生，从而影响面容的美化。人每时每刻都生活在大自然之中，我们一方面要强身健体，提高人体抵御外邪的能力，做到正气存内，邪不可干；另一方面，还要谨遵古代养生家"虚邪贼风，避之有时"的名训，做到季节、气候变化时，及时添减衣服，不在或少在酷暑、严寒、大风之下工作，从而预防面部疾病的发生，保持面部皮肤的健美。

（五）七情有节制，青春才永驻

七情，即喜、怒、忧、思、悲、恐、惊七种情志变化，通常称作心情或情绪。在一般情况下，七情是人体对外界客观事物的不同反映，属正常的精神活动，不会导致疾病。只有突然、强烈或长期持久的情志刺激，才能影响人体的生理机能，使脏腑气血功能紊乱，导致疾病的发生，从而影响面容的美观。

七情常常通过表情、声音、行为表现出来。高兴时满面笑容；悲哀时愁眉苦脸，没精打采；忧思时焦眉蹙额，阴沉着脸。可见，七情能够改变人的

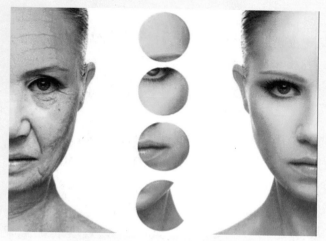

容颜。如愁肠满肚，情绪低沉；或整天诚惶诚恐，坐卧不安；或喜乐无极，悲哀太过，久则造成脏腑功能紊乱，气血失和，使容貌早衰，再漂亮的人也会黯然失色。对此，《黄帝内经》一书指出：惊恐思虑太过则伤心神，忧愁思虑太过则伤脾意，悲哀太过则伤肝魂，喜乐太过则伤肺魄，五脏受损，神、魂、意、魄等意识思维活动障碍，则易致皮毛憔悴，面部枯槁无华。现代研究证实，皱纹可因长期肌肉痉挛造成。人的神经、内脏、血管、肌肉、皮肤，以及内分泌腺的功能都随着情绪的改变而变化。不良的情绪不仅容易使人的新陈代谢降低，而且可使人发生各种心身疾病，从而导致早衰。故明代大医家龚居中在《红炉点雪》一书中总结道："颜色憔悴，良由心思过度。"另外，现在认为白癜风的发生与精神刺激有密切关系。可见，乐观的情绪，豁达的胸怀与面容的关系至为密切。古医书《长生秘诀》说："人之心思，一存和悦，其颜色现于外者，俨然蔼美。"中医认为，"笑为心之声，喜是心之志"。喜笑与心情关系密切，并且直接联系脏腑功能。由于心主神明（包括大脑的思维和一切精神意识活动），又主血液，"其华在面"。喜笑则心气和平调达，营卫通利，气血流行，充盈于面，故面色红润，神采奕奕。现代医学亦认为笑能使面部表情肌活动舒展，肌肉和皮肤血液循环加快，促进新陈代谢，有助于增强皮肤的弹性，可使面色红润。

古今中外，因情绪忧郁而损颜折寿者不胜枚举，因情绪开朗而驻颜长寿者不乏其人。唐代大诗人白居易在《自觉》一诗中写道："四十犹未老，忧伤早衰恶，前岁二毛生，今年一齿落，形骸日耗损，心事同萧索，夜寝与朝飧，其间味亦薄。同岁崔舍人，容光方灼灼，始知年与貌，衰盛随忧乐。"诗人通过自己忧伤早衰、容华早逝与同岁崔舍人乐观豁达、面容光泽相比较，说明了乐观则容颜长驻、忧愁则容颜早衰的道理。国医大师邓铁涛93岁时，仍然耳聪目明，思维清晰，言语流利，步履安稳。他的秘诀是坚持散步，节制饮食，性情开朗乐观。邓老说，我一生较乐观，爱开玩笑，也很少动怒，所谓"笑一笑，百年少"，而"发怒是对自己的惩罚"。《女人的魅力·年龄》的作者法国美容专家库贝鲁卡因与男朋友分手而痛苦，继之面部鼻梁上出现皱纹。后来她移居澳大利亚，开始了新的生活，精神轻松、愉快，皱纹竟神奇般地消失了。

人人都有七情六欲，但贵在节制，特别是要保持乐观的情绪、豁达的胸怀，避免情志过激，以及长时间处于一种情绪状态。只有笑口常开，青春才能常在。

（六）吃喝多注意，变身靓美人

饮食不仅为人们的生命提供了营养物质，而且对维持面部美貌起着重要作用。我们的祖先很早就认识到饮食与容颜的关系，并使用了饮食美容，酒就是最早的美容食物。由于酒有悦口之味、扑鼻之香，又有兴奋性，能通行血脉，服后往往红光满面，故造酒之始，是作为女性美容、催淫的"媚药"。商代，已有食用具有美容作用的桃仁、杏仁的习惯了。春秋时代，管子认识到饮食不节的人，面容要受到影响。《吕氏春秋》则指出了饮水和容颜的关系。秦汉时代，《神农本草经》收录了许多有美容作用的食物，如龙眼肉、黑芝麻、人乳、大枣、蜂蜜等。《黄帝内经》广泛探讨了饮食与皮肤颜色的关系，指出地域不同，人们的生活习惯不同，面部皮肤的粗细、颜色就不同，并指出饮食五味太过，可通过损伤五脏而影响美容，这些认识，一直指导着以后实践。从以上可以看出，饮食与美容有着非常密切的关系，而饮食又是人们一日三餐必须接触的，充分认识饮食对美容的作用并加以利用，寓美容于日常生活中，是切实可行的。从中医的角度，要进行饮食美容，须遵循"饮食有节"这个原则，具体说来，应注意以下几点：

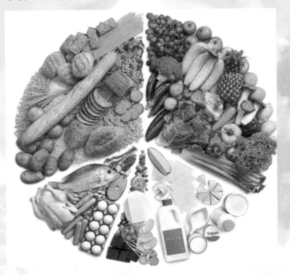

1.饮食勿偏：勿偏，即勿过多、勿长期食用某一种食物或只偏食某一种或几种食物。中医认为，食物同药物一样，具有寒、热、温、凉（平）四气和酸、苦、甘、辛、咸五味，并同药物一样，具有防病治病、养生保健的功用，也可以因其性味偏颇而影响面容。如煎炸之品性多燥热，多食则易燥火动热而引起痤疮、雀斑等；油腻黏滑食品多具湿热之性，多食易致湿热上熏，引起酒渣鼻。同样的道理，如果长期偏嗜某一气味的食物，也会引起脏腑功能失去平衡，导致疾病，影响美容。可见，食物的气味既有防病治病、养生保健的一面，又有损伤五脏、影响美容的一面，所以不能偏嗜。

2.饮食勿过：勿过，有勿过多或过少之意，即如俗话说"量腹而食"。而晋代医学家兼养生家陶弘景在《养性延命录·服气疗病篇》中指出："饮食多则气逆，百脉闭，百脉闭则气不行，气不行则生病。"气逆、脉闭均会影响美容。而饮食过多过饱，势必损伤肠胃，肠胃损伤，或气血生化不足，或气血不行，面部必然缺乏营养而憔悴，或水停成痰而臃肿。当然，饮食过少也会影响面部美容，正如陈自明在《妇人大全良方》中指出的"食既不充，荣卫凝涩，肌肤黄燥，面不光泽"。现在一些女性为了追求身段苗条，饮食很少，结果造成贫血，面容消瘦萎黄。像这种舍本逐末的做法，是不足取的。

3.饮食有宜忌：颐养容颜，一般以平补食物为宜，古人推崇粥，认为粥"既快美""又极柔腻"，并选用性能平和、味道清淡可口，又有健脾胃、补益气血作用的食物，如花生、大枣、芡实、山药、莲肉、糯米煮粥，少加蜂蜜，长期交替食用。对于患有面部疾病的人，刺激性食物如生葱、蒜、辣椒、芥末及烟、酒当忌。因为刺激性食物生热燥火，不利于面部美容和面部疾病的治疗。

注意以上三点，对人们美容是十分重要的。东汉著名养生家封君达，"年百岁，视之如三十许人"，其养颜益寿方法之一，就是"食欲常少……去肥浓，节咸酸"。欲使自己容光焕发，如花似玉，请你从现在做起，从节制饮食做起。

独具特色的国医绝学

中医美容，是祖国医学宝库中的一颗明珠。数千年来，我国劳动人民和历代医学家在长期的生活和医疗实践中，在延缓面容衰老、美化容颜方面积累了丰富的经验，并逐渐形成了自己的特色。这种特色与现代化学药物化妆品和整容术等现代美容方法相比毫不逊色。相比之下，更显示出中医美容的优越性和实用性，显示出中医美容发掘、整理、开发的美好前景。因此，探讨和研究中医美容的特色，不仅对理解中医美容方法具有重要的指导意义，而且对临床上运用和发展中医美容，乃至工业上大规模生产中医美容品，都具有深远的意义和潜在的经济价值。概括起来，中医美容具有以下三个方面的特色：

（一）远离副作用，天然养出俏容颜

随着生活水平的提高，人们对精神生活、物质生活的要求也在提高。近年来，女性化妆美容已司空见惯。诚然化学化妆品有它的特点，比如效果肯定、立竿见影等，但因其是由化学药物制成的，对皮肤的刺激性较大。特别是对皮肤敏感性强的人来说，使用此类化妆品易致化妆性皮炎，或者叫作接触性皮炎。其表现多为面部皮肤瘙痒，出现密集性大小不等的淡红色丘疹，反复发作，日久可留下色素沉着斑，反而影响美容。近年来，由于使用化妆品而引起的接触

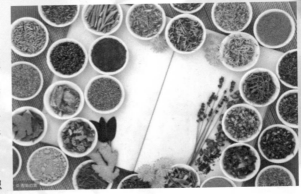

性皮炎似乎有增无减。当然这里面有使用不当的问题，但更主要的还是这类化妆品的化学成分对皮肤的刺激造成的。与之相比，中医外用美容品则是以天然药物或以天然药物为主组成的方剂。这些天然药物，一般对人体及皮肤无害，且经过成千上万人使用，千百年生活和医疗实践的淘汰、选择才流传至今，故其安全可靠性较强，使用后不易产生接触性皮炎。虽然，中医外用美容品中亦间用少数有刺激性的毒药如硫黄、水银、铅粉，但因使用次数少，用量较小，且多杂于诸多天然美容药物之中，因此，对面部皮肤无刺激或刺激甚小。值得指出的是，外用美容品仅仅是中医美容方法的一小部分，是一种局部的美容方法。而就整个中医美容方法而言，特别强调从整体观的角度出发，进行整体美容，故中医美容除了外用美容品以外，还通过内服美容方、药膳，以及按摩、针灸、气功等方法强身以美化面容。这些美容方法效果肯定而无副作用，与化学药物配制成的化妆美容品相比，在安全性和可靠性方面，其优越性更是显而易见的。

（二）强调整体观，效果稳定而持久

整体美容是中医美容方法的指导思想，也是中医美容的一大特色。前面已经谈到面部只是人体这个有机整体的一部分。它的荣枯和五脏、气血有密

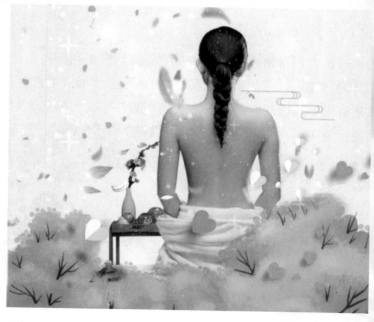

切关系，只有五脏功能正常，气血旺盛，才能青春常驻。古医书《圣济总录》对此论述得非常精辟，书中指出驻颜美容"当以益血气为先，倘不知此，徒区区乎膏面染髭之术，去道远矣"。这就是说，面部的美化、荣润是以气血为其根本，故美

容应首先从补益调理气血着手，这才是真正的、根本的美容方法。如果只注重涂脂抹粉，那么，离真正、根本的美容方法就太远了。因此，中医美容特别强调从这种整体观出发，滋补脏腑气血，强身健体。它融外用美容品、内服美容方、美容药膳、针灸美容法、按摩美容法、气功美容等方法于一炉，既重视外以滋养皮肤、白面防皱，以及治疗影响面部美容的疾病，又注意内以滋补、针灸、按摩、气功等补益调理气血。如明朝陈实功在《外科正宗》一书中说："粉刺属肺，渣鼻属脾，总皆血热郁滞不散，所谓有诸内形诸外，宜真君妙贴散加白附子敷之，内服枇杷叶丸、黄芩清肺饮。"孙思邈所著的《备急千金要方》《千金翼方》中，既有外用的面药美容方，又有以饮食为主或以药作食的服食美容法，还有针灸行间、太冲去面部黑斑的针刺美容法，充分体现了中医整体美容的思想。

整体美容思想在美容效果的持久稳定性方面体现出了它的优越性。由于着眼补益和调理五脏气血、强身健体，就从根本上保证了美容效果的持久性和稳定性。试问一个体虚形瘦之人，无论你怎样化妆，他那瘦削的面容、无弹性的皮肤、深陷的皱纹是无法掩饰的，即使其苍白的面色可因化妆而变红，但也不会持久。相反，一个五脏功能正常、身体健康的人，必然红光满面，神采奕奕，青春常驻。这可以从许许多多长寿老人的延年驻颜经验中得到证明。所以，我们说中医美容较之仅注重局部皮肤营养而达到美化容颜目的的现代美容制品，效果更为稳定、持久，这也是中医美容发展至今天，仍然具有强大的生命力的一个重要原因。

（三）功能多重性，男女老少都可用

在美容盛行的今天，人们不再满足于涂脂、抹粉、饰面，而关心的是怎样使面部既红润白嫩，又细腻光滑，而且没有皱纹。美容的对象已经不再只是妙龄少女，男女老少都逐渐跨入美容行列。因此，功能单一的外用化妆美容方法已经不适合时代的发展和人们的需求。人们需要的是具有多种作用多种用途的综合美容方法，而中医美容正具备这些优点。如气功美容法、美容药膳、按摩美容法既可使面部皮肤红润白嫩，又能减少、消除皱纹，特别适宜老年人和体弱之人使用；又如面膜，既可润肤减皱，又对面部黑斑有一定的治疗作用，是一种以预防保健为主、治疗面部疾病为辅的美容方法，对中、青年尤为适合。另外，还有各种外用美容粉、美容液、美容软膏、美容糊剂等，这些外用美容品有的含有润肤增白的猪脂、牛乳、羊乳、羊胰、猪胰、白蜜；有的含有祛散寒的防风、藁本、白附子、荆芥、蔓荆子；有的含有清热解毒的绿豆、连翘、马齿苋、黄芩、黄连、山栀；有的含有活血散瘀、消肿散结的土瓜根、益母草、蜂房、川芎、赤芍；而且使用了具有浓郁香味的药物白檀香、麝香、冰片等；并在选药上注意了药物本身的颜色，如白色的药物（玉屑、白面、绿豆粉、白及、白芷、珍珠、白僵蚕、白牵牛、牛乳、羊乳）及红色的药物（朱砂、紫草）共使用。这些药物组成的中医外用美容品，不仅具有保健美容和预防、治疗面部疾病的作用，而且凭借药物本身的颜色和气味，收到化妆和香肤的效果，如《清宫秘方大全》所收的玉容粉、洗面玉容丸等。像这样防治结合、多种作用、色香俱佳的外用美容品，可谓男女老少皆宜。

当前，美容制品正向着多种作用、毒副作用小或无毒副作用方向发展。可以预言，以天然药物配方，内外并重、防治结合、色香俱佳、多种作用、效果稳定持久的美容品必将成为未来美容品发展的主流，将是未来美容品中的"宠儿"，而中医美容，这种古老而又富有生气的美容方法，必将闪烁出更加灿烂夺目的光辉。

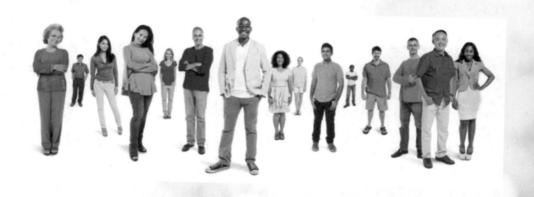

神奇的中医驻颜有术

　　中医美容离不开遣方用药、药膳食疗、针灸按摩等方法，但并不是将药物或食物简单地、无规律地堆砌、相加在一起，也不是随意进行针灸、按摩。中医美容是在一定的原则指导下进行组方选药、配食或针灸、按摩。一般而言，可以通过滋补脏腑气血、通络活血祛瘀、祛风凉血解毒、消肿燥湿止痒、润肤增白减皱等途径达到使面容美化的目的。

（一）滋补脏腑气血

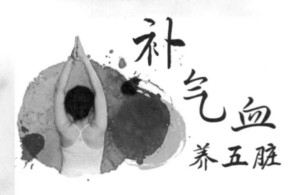

　　五脏是面部美容的根本，气血是面部美容的物质基础。故中医非常重视从滋补五脏、补益气血而美容，常采用内服中药及药膳、针灸按摩、气功等方法，使五脏功能正常。脾能运化吸收水谷之精微而化生气血；肺能宣布气血津液滋养面部；心能推动血液荣于面部；肝能疏泄、贮藏调节血液，使血液不至于瘀滞；肾能受五脏之精而藏之，并使精化为血，这样五脏强盛，气血充盈，则面部肌肤有充足的气血濡养，而起到益颜驻颜、防治疾病的作用。常选用黄精、地黄、百合、茯苓、补骨脂、胡桃肉、莲米、胡卢巴、枸杞、天门冬、麦门冬、何首乌、牛膝、灵芝、龙眼肉、玉竹、薏苡仁、人参、黄芪、红枣、牛髓、猪髓、当归、白芍、燕窝、羊肉、猪肉、牛乳、人乳、芝麻、鸽肉、蜂蜜、葡萄、鸡蛋、粳米、糯米、胡萝卜等药物和食物组成滋补五脏、补益气血的内服美容方和药膳。方如交藤丸、纯阳红妆丸、莲子龙眼汤、骨髓养颜糕、胡桃粥、仙人粥等。

（二）通络活血祛瘀

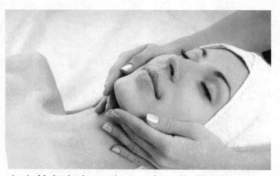

经络是血运行的通道，贵在通畅。气血运行不畅，势必停而为瘀，皮肤肌肉得不到气血的滋养则面色无华，甚至导致面部疾病的发生。可以这样说，几乎所有影响美容的疾病如痤疮、酒渣鼻、雀斑、黄褐斑、黧黑斑、黑痣、瘢痕等都与气血失和、瘀血停滞有关。故不论是内服美容方，还是外用美容品，均常配伍一些通经活络、活血化瘀药，如桂枝、益母草、麝香、冰片、樟脑、当归、赤芍、丹参、血竭、大黄、桃仁、红花、泽兰等，一方面使经络保持通畅，气血运行无阻，面容因此而荣润；另一方面可使已成的瘀血消散，阻滞的经脉复通，消除由此而产生的影响面部美容的疾病。

方如化瘀散结丸、五参丸、痤疮平、桃仁洗面液、灭瘢痕方、颠倒散、白附子散、玉女粉、皇帝涂容金面方等。至于气功、按摩、针灸更是使用方便、通络活血效果较好的方法。

（三）祛风凉血解毒

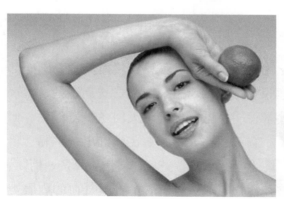

前面说过，六淫之中，以风邪和热邪对面部美容的危害最大，且热极容易化毒入血，使血分热炽，导致面部疾病的发生，故祛风清热、凉血解毒，是治疗面部疾病、使面部容貌美化的一个重要方法。临床上常选用白芷、防风、藁本、荆芥、细辛、苍耳子、

白僵蚕、白附子、白蒺藜、蝉蜕、菊花、金银花、连翘、白蔹、黄芩、黄连、黄檗、山栀、苦参、赤小豆、赤芍、玄参、紫草、丝瓜、落葵等组成祛风清热、凉血解毒的方剂，如凉血四物汤、清肺散、荆芥散、美容膏、枇杷清肺饮、黄连散、七白膏、疣洗方、丝瓜散、白雪散等。

（四）消肿燥湿止痒

中医认为，面部的疾病如痤疮、酒渣鼻等，内则多因邪气郁结于皮肤、血脉，外则多表现有局部的红肿、瘙痒的兼证。特别是有些久病缠绵难愈的面部疾病，又多与湿邪有关。因此，在一些美容方剂中，

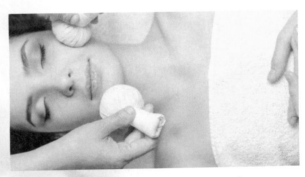

除了用祛风清热、凉血解毒的药以外，还适当配伍了一些消肿散结、燥湿止痒的药物，如密陀僧、露蜂房、山慈姑、白及、木鳖子、蛇床子、贝母、夏枯草、地肤子。方如令面生光方、留颜悦泽方、平痤去斑方、山慈姑散、面目光净悦泽方、玉屑膏等。

（五）润肤增白减皱

上面所说的四种美容原则，是通过扶助正气，通络活血，以及除去致病邪气等方法而达到美容目的的。在一些美容方中，还常常加入一些能直接滋养皮肤、化妆美容的药物。如羊乳、牛乳、人乳、猪脂、白面粉、白石脂、杏仁、桃仁、绿豆粉、蜂蜜、猪胰、朱砂、紫草、鸡蛋清、檀香、冰片、醋等，直接涂敷于面部，可以起到润肤增白、红颜减皱、嫩肤香肤、细面防裂等保健、化妆美容效果。方如半年红方、羊髓膏、红玉膜、洗面玉容丸、玉容粉、白玉散等。

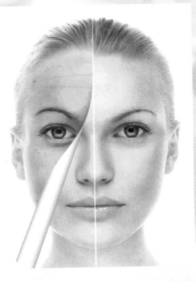

中医美容方法的分类

经过二千多年的中医医疗实践，中医美容已由最初单纯化妆美容发展成为一种具有多种作用、多途径的综合美容方法。具体可分为以下两大类：

（一）按作用分

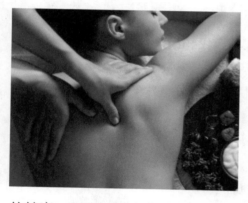

相对而言，每一个美容方剂，每一种美容方法，都有其主要作用和适应证。根据其主要的作用，大致可以把众多的中医美容方法，分为保健预防美容法和治疗疾病美容法。

1.保健预防美容法：这一类美容方法主要是通过滋补脏腑气血、疏通经络、润肤防皱防裂等作用，保持身体及面部的健康，预防面部疾病，颐养容颜，延年益寿，从而达到驻颜长寿的目的。如绝大部分的内服美容方、美容药膳、按摩美容法、针灸美容法、气功美容法，以及部分外用美容方等。

2.治疗疾病美容法：中医认为，影响面部美容的疾病，主要是因人体正气虚弱，外邪侵袭于面部而成。故中医美容在补益脏腑气血、扶助人体正气的同时，

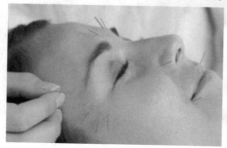

常采用祛风散寒、清热解毒、活血祛瘀等祛除邪气的方法治疗面部疾病，如大部分的外用美容方及部分内服美容方、美容药膳、针刺美容法，即属此类。

（二）按使用方法分

就使用方法而言，中医美容又可以分为以下六类：

1. 外用美容品：包括外用的美容粉、美容液、美容软膏、美容糊剂、美容面膜。它的特点在于使用方便，药物直接作用于面部，能起到防病治病、护肤润肤、除皱增白，乃至化妆美容的作用。

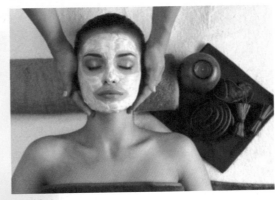

2. 内服美容方：它的特点是着眼于滋补五脏、补益气血，是治本的方法，故其美容效果较为稳定、持久。

3. 美容药膳：严格说来，美容药膳也属于内服美容方的范围，不同的是美容药膳是以食物或食物和药物配伍制成的。故其具有性和味淡、补益脾胃、色香俱全、可口宜人的特点，尤宜脾胃虚弱而又需要美容的人久服。

4. 经络美容法：经络美容法是从经络与面部的关系出发，通过针、灸及按摩方法刺激经络穴位，达到调理脏腑、补益气血、疏通经络、祛除邪气而美化容颜的一种方法。本法具有操作简单、使用方便、易于掌握的特点。

5. 气功美容法：气功是祖国医学的珍宝，本法的主要特点是在意念的控制下，调理脏腑气血，疏通经络，调畅情志，强壮身体。

6. 其他美容法：如热熨、冷冻、砂摩、玉石摩擦等美容方法，即属此类。

从实际出发，美容养颜事半功倍

任何美容方法，都有其适应的范围，都只能在特定的条件下才能发挥最佳效果。如果离开了这两点，美容就会事倍功半。因此，对每一个使用中医美容方法的人来说，面临着怎样选择使用各类中医美容方法的问题。这里提出四条原则，供大家在选用中医美容方法时遵循。

（一）因时制宜，四季美容

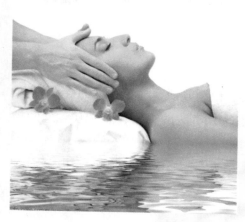

根据不同季节的气候特点，来选择适宜的中医美容方法，就是因时制宜的使用原则。比如春夏季节，气候由温渐热，阳气升发，人体腠理疏松，汗孔常开，宜选用一些不致闭塞汗孔、妨碍皮肤排泄汗液的美容品如美容粉、美容液，或选按摩美容法、针灸美容法。尤其是在夏季炎热的时候，更不宜使用油脂较丰富的美容油膏，以免闭塞面部皮肤汗孔，阻碍皮肤排泄，使阳气闭郁于内而诱发或加重面部疾病。内服则宜选用性味比较平淡，又可补益脏腑气血的内服美容方，如汤剂、丸剂、散剂，最好是清淡平补的美容药膳。但不宜选用美容药酒，特别是不要选用含辛温发散力强的药物，如附子、肉桂、麻黄、羌活、细辛、桂枝等，以免发散太过，耗伤人体气血，反而影响气血对面部皮肤的滋养。秋冬季节气候由凉变寒，阴盛阳衰，人体腠理致密，阳气敛藏于体内，汗孔常闭。可选用任何一种中医美容方法，特别宜选用一些带温补性质的美容药膳和内服美容方（患有粉刺、酒渣鼻、白癜风、扁平疣等热性面部疾病除外）。若病性不属火热，一般内服美容方中应慎用寒凉之品，如黄芩、黄连、山栀等，以免苦寒败伤人体阳气。

（二）因地制宜，适当调整

根据不同地区的地理环境特点，来选用适宜的中医美容方法，就是因地制宜的使用原则。不同的地区，由于气候条件和生活习惯不同，面部皮肤的生理功能和病变特点也各有差异，所以，选用美容方法应当因地而异。如北方多风，气候干燥，人的皮肤也较干燥，宜选用

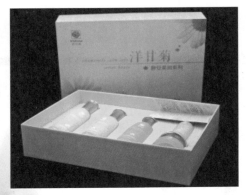

一些润肤效果较好的美容品，如美容膏、美容液、面膜。西北地区，尤其是少数民族地区的人，食肉较多，其面部皮肤分泌旺盛，不宜选用含油脂较多的美容膏，而应以较干燥的美容粉为主美容。对那些长期生活在牧区，风吹日晒较多的人，则宜选用面膜以护肤，减轻紫外线对皮肤的照射。

（三）因人制宜，灵活多样

根据人们的年龄、性别、体质、生活习惯等特点，来选择适宜的中医美容方法，就是因人制宜的使用原则。例如，女性由于月经、分娩失血较多，一般 30 岁左右的人面部就渐有皱纹，皮肤开始变粗糙，故应养成定时按摩面部的习惯，再内服美容方药及药膳，外用美容粉、美容液、美容软膏、美容糊剂、美容面膜等，则可延缓容颜衰老，美化面容。但单用外用美容品，对老年人就不一定十分合适了。老年人一般宜选用美容药膳和气功美容法，通过药膳补益五脏气血，气功锻炼疏通经络，才能逐渐收到红光满面、鹤发童颜的驻颜效果。又如人的皮肤类

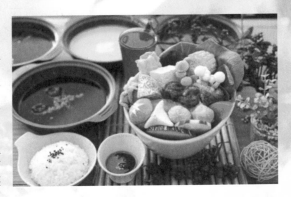

型不一样，所适用的美容方法也不尽相同。干性皮肤的人，宜用含脂较多的美容品如美容软膏，特别宜用油性面膜。因为面膜既能滋润皮肤，又可减轻风吹日晒的不良影响。油性皮肤的人，宜用美容粉或美容液，并注意忌辛辣刺激之品。而中性皮肤的人，宜用美容软膏中的蜜类美容品。

（四）综合运用，心身并调

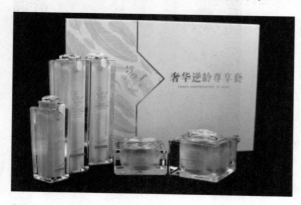

前面说过，人是一个有机的整体，面部只是这个有机整体的一部分。只有体健才能貌美，只有五脏功能正常，气血充盛，面容才会青春焕发。因此，每一个朋友在美化面容时，切忌"华其外而悴其内"，既要外用美容品以润肤增白、红颜减皱、嫩肤香肤及治疗面部疾病，又要注意强身健体，保持五脏功能正常，气血充盛。也就是说，要综合运用各种美容方法，调动一切可以美容的手段进行美容。可一种外用美容器与一种内服美容方药或药膳结合使用，如能配合针灸、按摩或气功美容法，则美容效果更佳。除了滋养形体、补益脏腑气血之外，还要注意心身并调以驻颜。俗话说："笑一笑，十年少，愁一愁，白了头。"七情不要过激，长期保持心情愉快，对于驻颜美容也是很重要的。平时可多练气功，要知道，气功不仅能强身健体，还可通过意守丹田、以意导气、摒除杂念来调理情绪。故长期练气功的人，多数心情开朗，红光满面。

以上是我们在选用中医美容方法时应当遵守的原则。但不管你选用哪一种美容方法，都有一个持之以恒、久用取效的问题。尤其是那些体弱的人，或面部皮肤状况较差的人，更应如此。因为补益脏腑气血、疏通经络、润肤增白等不像化妆美容那样立竿见影，需要一定的时间才能见效。故使用中医美容方法时不要性急，尤其年轻的朋友们更要有耐心，切忌三天打鱼，两天晒网。世上无难事，只怕有心人，只要你选用的美容方法适宜，加上持之以恒，你所希望的驻颜美容目的一定会达到。

下篇
Part two

濡养红颜的千年验方

　　美，是身体状况的外在表现，一个女人有了良好的身体底子，即使不是国色天香，也能够从肌肤润泽、黑发红颜、优美体态中表现出一种朝气蓬勃的青春之美、生命之美。如果肌肤问题层出不穷，不要急于投奔各种化妆品，我们不妨回过头来看一看，那些静静地躺在我们身后的汉方草药，以其天然、有机、养生的本质似乎更能帮助女性实现养颜驻容的浪漫追求。

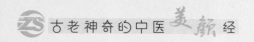

涂涂抹抹，好肤质缔造好女人

外用美容品包括美容粉、美容液、美容软膏、美容糊剂、美容面膜等，常用于扑、搽、涂敷于面部或洗面。外用美容品作用于面部皮肤后，一般通过皮肤局部吸收，达到疏通经络、运行气血、除去污秽、洁净皮肤、滋润皮肤、除皱增白、祛除外邪、防御外邪侵袭的目的。从现代的角度分析，本类用品能使皮肤组织得到滋润和营养，提供必要的新陈代谢环境，使面部皮肤组织细胞直接获得营养物质而达到美容目的。除个别单味药组成的美容方外，多数外用美容品，有预防保健和治疗面部疾病双重作用，对面部色素改变（中医称面黚、黚黯、面黑、雀斑）、皮肤瘙痒、粉刺均有一定疗效，而洁白、滑润、细腻皮肤，延缓皱纹的出现则是它们的共同作用。

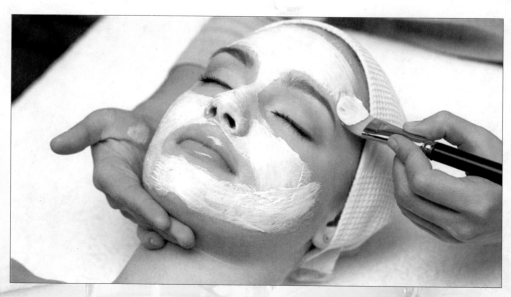

（一）肤如凝脂勤扑美容粉

美容粉是由一种或多种药物经炮制加工后，混合均匀的干燥粉末，一般洗脸后扑于面部，然后轻轻按摩，也可用作粉底。美容粉中一般不用补益药，而多由芳香辟邪、色白有洁净作用的药物和祛风散寒、清热解毒、消肿散结、杀虫止痒、活血祛瘀的药物组成。本类美容品除少数对干性皮肤不太适合外，可用于各种类型的皮肤和不同体质的人，其适应面较为广泛。美容粉在制备时，一定要除去杂质泥土，研成极细粉末，防潮，密闭贮存。

宫廷美容三联方

1. 楮实散

验方组成： 楮实、土瓜根、商陆各等份。

美颜功效： 洁面润肤，去皱益颜。

制用 DIY： 上三药共研为细末，防潮贮存备用。每日早晨用少许药末，如香皂一样洗脸后，敷桃仁膏（见下方）。

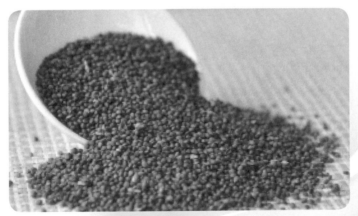

楮实，以色红、子老、无杂质者为佳，取其甘润充肌肤，益颜色

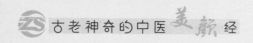

2. 桃仁膏

验方组成：桃仁不拘多少，白蜜适量。

美颜功效：活血润肤，去皱益颜。

制用DIY：桃仁用开水浸，去皮尖，研如泥，用白蜜少许，调如稀膏状。用时取膏适量用温水化开，揉擦于面部十几分钟后，贴玉屑膏（见下方）。

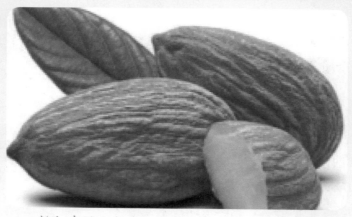

桃仁有活血行瘀、润燥的作用，可增强面部血液循环

3. 玉屑膏

验方组成：轻粉 9 克，定粉 9 克，密陀僧 6 克，皂角适量。

美颜功效：嫩肤减皱。

制用 DIY：皂角用水煮后，剥去硬皮，取里面白嫩皂角肉质用温浆水泡烂，捣成膏。用此膏调轻粉、定粉、密陀僧粉成稀稠状，贮瓶备用。使用上方后，用此膏涂于面上。

附记：引自《御药院方》。

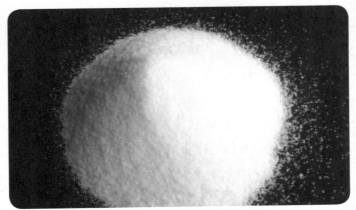

轻粉是一种中药名，外用具有杀虫、攻毒、敛疮之功效，但本品有毒，不可过量

方解心悟：以上三方因需连续使用，故名三联方。

第一方楮实散，选药三味，均性寒，寒能清热，使皮肤洁净不生疮疖。土瓜根、商陆味苦以杀虫解毒。楮实，以色红、子老、无杂质者为佳，取其甘润充肌肤，益颜色。此散的主要作用是清洁皮肤，保护皮肤不受外邪侵袭，为美容第一步。

第二方由桃仁和白蜜组成，主要功用是活血润肤去皱。桃仁有活血行瘀、润燥的作用，可增强面部血液循环，故使用此方后按摩面部，使气血运行加速，更好吸收药物。浆水为用粟米加工，经发酵而成的白色浆液，现在无成品药物，可用米泔水（即淘米水）代替。

第三方功用主要是使皮肤变得细腻，从而消除细小皱纹，亦有杀虫解毒作用。唯所用轻粉、定粉（铅粉）二药均系有毒之品，从全方用量分析，毒药所占比重较大，故尽管古今实践均证明定粉确能使皮肤细腻，其附着力也较强，但为安全起见，应用此方时药粉当用瓷瓶或有色玻璃瓶盛装，避免日光照射，且不宜长期使用。用具有同样作用的其他美容品代替玉屑膏，是较明智的做法。

永和公主洗面药

验方组成：鸡骨香 90 克，白芷 150 克，川芎 150 克，栝蒌仁 150 克，皂荚 300 克，大豆 250 克，赤小豆 250 克。

美颜功效：祛风活血，悦泽面容。

制用 DIY：皂荚火炮去皮筋，将诸药混合，研为细末，筛去豆壳备用。用粉洗脸，早晚各一次。

附记：引自《太平圣惠方》。

方解心悟：鸡骨香又名土沉香、木沉香、滚地龙，为大戟科植物鸡骨香的根，芳香之品。全草含氨基酸、有机酸，味苦性温，有理气、除湿、祛风、活络之功。此方配大豆、赤小豆，可滋润洁净皮肤，消除皮下多余水分。白芷、川芎祛风、活血、润肤，有利于面部营养，皂荚除去垢腻。全方药味少，但照顾全面。

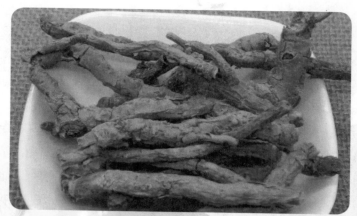

鸡骨香又名土沉香、木沉香、滚地龙，为大戟科植物鸡骨香的根，芳香之品

玉容散

验方组成：绿豆 360 克，鲜荷花瓣（晒干）6 克，滑石 15 克，白芷 15 克，白附子 15 克，上等冰片 6 克，密陀僧 6 克。

美颜功效：祛风活血，润肤白面，治疗雀斑、粉刺、酒渣鼻及面上一切斑点。

制用 DIY：绿豆研碎，筛去壳，和其他药共研为细末，贮瓶备用。冰片需在其他药研细后再入药粉中混合，轻轻磨匀（用力重则结块）。洗面后扑面。

附记：引自《万病验方大全》。

方解心悟：雀斑、粉刺、酒渣鼻的形成，无不与风邪、热邪蕴于皮肤、血脉之中，使血液瘀滞有关。本方以白芷、白附子祛风，重用绿豆"去浮风……润皮肤"（《食疗本草》），荷花、密陀僧活血消肿，冰片芳香散郁通络，滑石清热爽肤。七药合用，有祛风活血、润肤白面的功效，可治疗雀斑、粉刺、酒渣鼻等面部疾病。

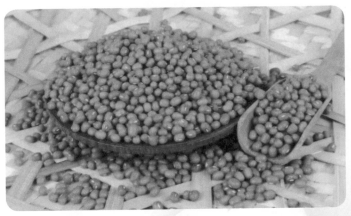

绿豆味甘，性凉，具有卓越的洁净、保湿效果，去除皮脂机能显著

玉肌还少散

验方组成：白芷、白蔹、白附子、阿胶、白僵蚕、白蒺藜、白胶香各等份。

美颜功效：白面润肤。

制用DIY：阿胶炒成珠后，混合诸药，共研细末。如面有瘢痕加乳香。洗面，每日一次。

附记：引自《普济方》。

方解心悟：本方白蒺藜、白芷、白附子、白蔹、白僵蚕均为祛风、祛斑、白面的常用药。现代药理研究证实，白芷能抗皮肤细胞中酪氨酸酶而消除面部色素沉着。白胶香，气味芳香，含大量挥发油，能促进局部皮肤的血液循环，从而加强细胞的新陈代谢，延缓皮肤老化。此方药物除阿胶外，均为白色，可使面部皮肤白净。方名"玉肌还少散"，正概括了此方的作用。

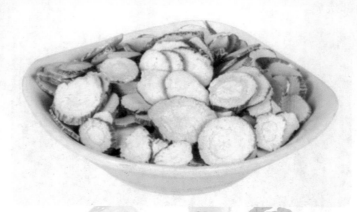

白芷能抗皮肤细胞中酪氨酸酶，消除面部色素沉着

面净光润方

验方组成： 苜蓿 1500 克，土瓜根 30 克，商陆 30 克，青木香 30 克。

美颜功效： 洁面润肤。

制用 DIY： 上药合捣为散，贮瓶备用。早晚洗面。

附记： 引自《千金翼方》。

方解心悟： 苜蓿有紫苜蓿、南苜蓿之分，此处当用紫苜蓿。药理实验证明，苜蓿有防止肾上腺素氧化作用和轻度雌激素样作用，从而具有防止细胞衰老、光润颜面的功效。土瓜根、商陆、青木香功在泻热散结消肿，对面部疾病有一定防治作用。

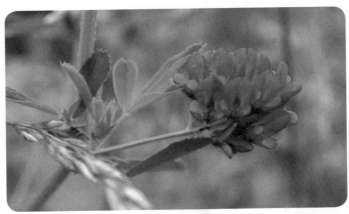

苜蓿有防止肾上腺素氧化和轻度雌激素样作用，
从而具有防止细胞衰老、光润颜面的功效

七白散

验方组成: 白蔹、白术、白牵牛、白附子、白芷、白芍、白僵蚕各等份。

美颜功效: 白面细肤。

制用 DIY: 除白僵蚕外,余药去皮或壳。七药共研为粉末,贮瓶备用。每日早晚洗面。

附记: 引自《医部全录》。

方解心悟: 该方药物全为白色,且价廉常用。制作前一定要精选药物,除去杂质,以免影响药粉颜色。制成后的白色粉末微微散发香气,作粉外扑或洗面甚好。

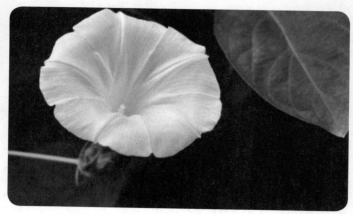

白牵牛性寒,味苦,可以泄水通便、消痰涤饮、杀虫攻积

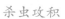

天花粉方

验方组成：天花粉不拘多少。

美颜功效：白面润肤。

制用 DIY：取未经炮制的天花粉原药，置容器内，相互撞击药材（能用球磨机更好），去掉外表的黄褐色层使成白色后，研细为粉。扑面作妆。

附记：引自《古今图书集成·医部全录》。

方解心悟：天花粉，即栝蒌的根，故又名栝蒌根，以秋季采挖、横断面洁白、粉性足、质细嫩、体肥者为佳。本品为古代最常用的美容药物，含多量淀粉、皂苷及多种氨基酸，对皮肤具有营养作用。因其洁白细腻，具有较强黏附力。本品可润燥而滋润皮肤，清热消肿而防止皮肤疮疖的发生。

天花粉如能改用澄粉效果更好，因澄粉除去杂质而更纯净细腻。据《本草正义》所载，其制法如下：冬月掘取栝蒌根，洗尽其外褐色之皮，带水磨细，用罗筛或纱布滤去渣，澄清，换水数次，然后晒干，所得粉晶莹洁白，绝无纤尘。

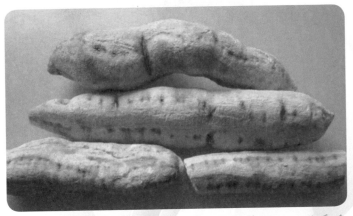

天花粉，即栝蒌的根，故又名栝蒌根，以秋季采挖、横断面洁白、粉性足、质细嫩、体肥者为佳

香药澡豆方

验方组成：零陵香、甘松、白芷、栝篓仁、冬瓜仁、豌豆、大豆各等份。

美颜功效：润面香肤，兼治面部粉刺、雀斑。

制用DIY：诸药捡净，除去杂质，混合共研细过筛，去豆壳即成。用药粉洗手、脸，每日1～2次。

附记：引自《普济方》。

方解心悟：澡豆，是古人洗澡、洗脸用的粉剂，能使皮肤光滑、润泽、细腻。因制作中常加入豆类粉末，故名。该方名香药澡豆方，是因加入了零陵香、甘松两味香药。大豆即黑豆，为常用食物，有活血、解毒、祛风之效，鲜品捣泥外敷，可消痈肿、解热毒，与冬瓜仁、栝篓仁配伍，用于洗手脸，能治疗和预防面部皮肤之雀斑粉刺，又可滋润皮肤而益颜。

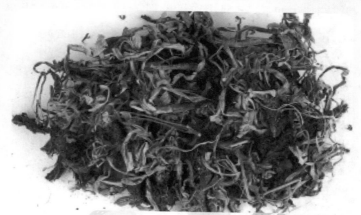

零陵香又名灵香草、香草、排草和佩兰，株高20~60厘米，干后有浓郁香气

旋花粉

验方组成： 旋覆花不拘多少。

美颜功效： 益颜泽面，除皱，除去面部黑斑。

制用 DIY： 捡净杂质，除去梗叶，筛去泥土，研细末备用。用之洗面。

附记： 引自《普济方》。

方解心悟： 旋覆花为常用中药，《本草别录》认为有"通血脉、益色泽"之功，《南京民间草药》认为有"祛湿、拔毒、消肿"之功。可见，本方只以一味旋覆花来洗面，是兼具保健驻颜和治疗面部疾病两种功效。

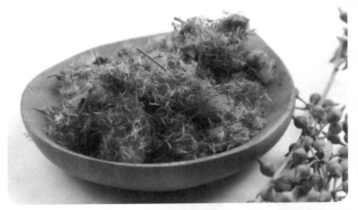

旋覆花为常用中药，兼具保健驻颜和治疗面部疾病两种功效

白僵蚕粉

验方组成：白僵蚕不拘多少。

美颜功效：祛风散结，治疗面部黑斑。

制用DIY：上药晒干研细末，过筛备用。先以香皂洗净面部，再以药末洗面。

附记：引自《普济方》。

方解心悟：白僵蚕为家蚕蛾的幼虫感染白僵菌而僵死的干燥全虫，以条直肥壮、质坚、色白、断面光者最佳，有祛风、散结之功。《本草经疏》认为："肺主皮毛，而风邪客之，则面色不光润，（白僵蚕）入肺去皮肤诸风，故能灭黑黚及诸疮瘢痕也。"故本方对面部雀斑、面呈黑色均有较好的治疗美容作用。

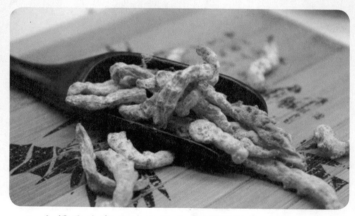

白僵蚕为家蚕蛾的幼虫感染白僵菌而僵死的干燥全虫，以条直肥壮、质坚、色白、断面光者最佳，有祛风、散结之功

冬瓜藤粉

验方组成：冬瓜藤不拘多少。

美颜功效：白面，治疗面部黑斑。

制用 DIY：将冬瓜藤晒干烧灰，研细过筛去滓备用。用之洗脸。

附记：引自《普济方》。

方解心悟：冬瓜藤夏、秋采取最好，采后阴干。《日华子诸家本草》云其"洗黑鼾，并治疮疥"，可见其有清热解毒祛风之功，治面部黑斑及化脓性感染均可。用冬瓜藤（鲜品更好）煎汤洗脸，效果与用灰粉相同。

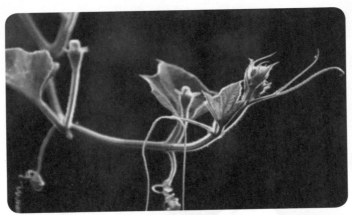

冬瓜藤夏、秋采取最好，采后阴干，有清热解毒祛风之功，治面部黑斑及化脓性感染均可

橡实粉

验方组成： 橡实不拘多少，黑大豆粉适量。

美颜功效： 扶风活血，润肤，除去面部黑斑。

制用DIY： 取成熟橡实，晒干除去壳斗及外硬壳，研末与黑大豆粉和匀，贮瓶备用。用之洗面。

附记： 引自《普济方》。

方解心悟： 橡实，又叫橡子，为壳斗科植物麻栎的果实。橡子味微苦、涩，主要含淀粉、少量脂肪，能润养皮肤。配以祛风活血的黑大豆粉，可除去风邪袭于面部皮肤所致的面部黑斑，如雀斑、黧黑斑。

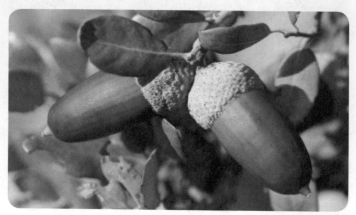

橡实又叫橡子，主要含淀粉、少量脂肪，能润养皮肤

槵子粉

验方组成： 槵子、白面各适量。

美颜功效： 清热，除垢，治疗面部黑斑。

制用 DIY： 槵子肉皮捣烂，加入白面混合，做成丸如黄豆大，晒干，研粉过筛备用。用之洗脸，早晚各一次。

附记： 引自《集简方》。

方解心悟： 槵子，即油患子，学名无患子，四川许多地方作洗衣肥皂用。用油患子粉洗头，可去头屑油腻，使头发黑润，对头皮无刺激。槵子能清热拔毒，又含多种皂苷和大量维生素 C，能除去油腻，洁净皮肤，沉淀黑色素，使皮肤洁白细腻，故对热郁皮肤所致的面部黑斑有治疗作用。配上能洁白皮肤的面粉，其白面去斑的功用更为显著。

制备时当取成熟新鲜果实，剥取果肉，再捣烂混合白面做丸晒干。该方可除去面部油腻，用以洗脸，实际上代替了洗面香皂，对皮肤油腻者最为适宜。

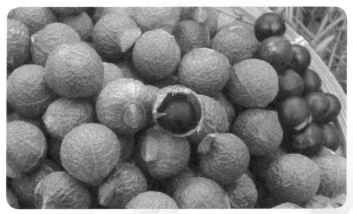

槵子即油患子，学名无患子，能除去油腻、洁净皮肤、沉淀黑色素，使皮肤洁白细腻

陀僧粉

验方组成：密陀僧不拘多少。

美颜功效：清热消肿，治疗面部雀斑。

制用DIY：上药除去杂质，研末过筛备用。夜搽日洗。

附记：引自《万病验方大全》。

方解心悟：密陀僧为常用药，一般药店有成药出售，以色黄有金属光泽、内外一致、体坚质重者为佳。本品能消肿杀虫、收敛防腐，用治各种肿毒、溃疡、湿疹。因其对多种皮肤癣菌、皮肤真菌有不同程度抑制作用，用以美容，可预防面部感染发生，还能使面部细腻，黑斑消除。密陀僧涂面后，与空气密切接触，吸收二氧化碳变成碱式碳酸铅（铅粉），后者从周代开始即作为美容剂。张介宾《本草正》认为其"治诸疮肿毒，鼻渣，面黔"。

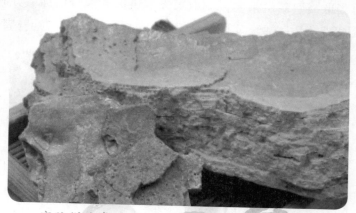

密陀僧为常用药，以色黄有金属光泽、内外一致、体坚质重者为佳

七香嫩容散

验方组成： 炒黑牵牛 60 克，白芷 60 克，零陵香 60 克，甘松 60 克，栝
蒌根 60 克，茶子 120 克，皂角末 120 克。

美颜功效： 清热祛风，治疗粉刺、雀斑。

制用 DIY： 诸药共研为细末，密贮备用。洗面后扑之。

附记： 引自《普济方》。

方解心悟： 此方皂角用量较重，能除去皮肤油腻。茶子，即茶的种子，《本
草纲目》认为其性寒味苦，有去痰垢的作用。二药与方中其他几种祛风止痒
之品相配，对面部粉刺且油腻较多，湿痰外渍于皮肤所致的雀斑较为适宜。

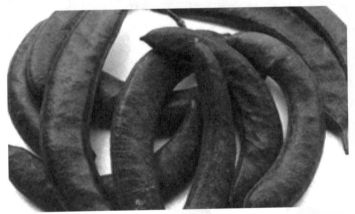

皂角可开窍祛痰、散结消肿、润燥通便，是生产
开发美容美发产品的最理想的天然原料

去粉刺雀斑方

验方组成： 白僵蚕、细辛、黑牵牛各等份。

美颜功效： 祛风，治疗粉刺、雀斑。

制用DIY： 细辛去泥土，黑牵牛研碎去壳，三药共为粉。每日早晚洗面。

附记： 引自《古今图书集成·医部全录》。

方解心悟： 从此方药物组成分析，主要作用在治疗面部粉刺、雀斑而美容，是一首祛风除斑、治疗粉刺的方剂，药少价廉，不妨一试。

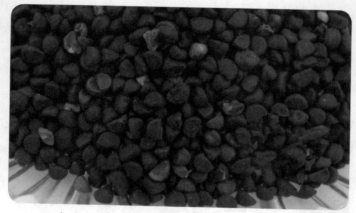

黑牵牛是一种比较常见的具有保健作用的药材，能够处理面上的色斑、毒素、垃圾的堆积，对于治疗雀斑具有一定的功效。

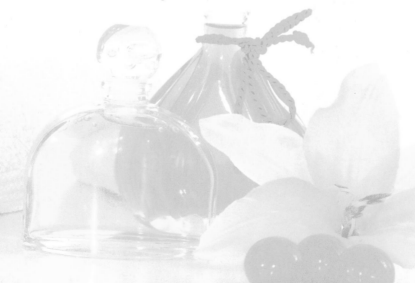

粉刺黑斑方

验方组成： 带根紫花天麻、鲜商陆、醋各适量。

美颜功效： 祛风、活血、润肤，治疗粉刺，除去面部黑斑。

制用DIY： 五月采收带根紫花天麻，除去茎叶，晒干烧灰。另取鲜商陆根捣汁，加醋适量，和天麻灰做成药饼，用枫炭火煅过，研细为末过筛，用瓷瓶贮存，半年后使用。把此粉混入面脂中，或现代各种美容霜、膏中涂用，也可直接扑用此粉作妆。

附记： 引自《本草纲目附方分类选编》。

方解心悟： 中医认为，风为百病之长，最容易侵袭人体上部，故粉刺、黑斑无一不由风挟其他邪气导致血脉失和，而出现面部走窜作痒。天麻又名御风草、定风草，能祛风湿、止痹痛，故用之以祛风；配商陆消风解毒，醋解毒、祛瘀，使风祛除、毒解，从而达到治愈粉刺黑斑的目的。

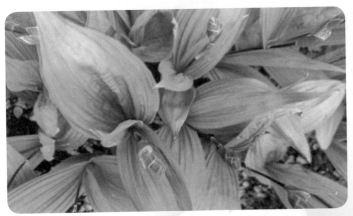

天麻又名御风草、定风草，能祛风湿、止痹痛

去黯疗痤方

验方组成：苦参500克，赤芍120克，冬瓜子120克，玄参60克。

美颜功效：清热解毒，润肤活血，除去面部黑斑、粉刺。

制用DIY：玄参性粘，当烘干后与诸药共研极细，过筛备用。用粉洗面，早晚各一次。

附记：引自《普济方》。

方解心悟：黯，即面上黑斑。痤，指粉刺。苦参能清热解毒、抗菌消炎，较适合于面部肺风粉刺，从而起到治疗美容作用。赤芍、玄参活血化瘀，能增强面部血液循环，使皮肤供血充足，新陈代谢旺盛而起润肤之功；冬瓜仁能润面，治疗面部黑斑。四药合用，能清热解毒、活血润肤，对粉刺、雀斑、面尘等均有较好的治疗作用。

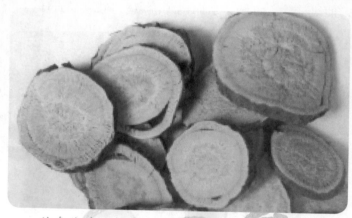

苦参能清热解毒、抗菌消炎，较适用于面部肺风粉刺，起到治疗美容作用

僵白散

验方组成：白僵蚕 30 克，白附子 30 克，白芷 30 克，藁本 30 克。

美颜功效：祛风润肤，治疗面部粉刺、黑斑等疾病。

制用 DIY：上药共研细末备用。用粉洗面，早晚各一次。

附记：引自《普济方》。

方解心悟：方中白芷、藁本、白僵蚕、白附子皆为面药中祛风常用之品，故可治疗因风邪袭于面部所引起的粉刺、雀斑等面部疾病。

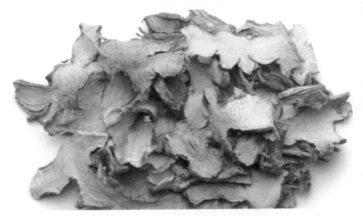

白附子质坚硬，断面白色，粉性，具有祛风痰、定惊搐、解毒散结、止痛的功效

藁本散

验方组成：藁本、黑牵牛、黑豆、皂角各等份。

美颜功效：祛风活血，除去面部黑斑。

制用 DIY：黑牵牛、黑豆研碎去壳，皂角炮去皮筋及子，四药共研细末。用粉洗面。

附记：引自《普济方》。

方解心悟：本方藁本、皂角、黑牵牛、黑豆皆能祛风，且黑牵牛可除热，黑豆可活血，皂角可除油腻，故对患雀斑、鼾黑斑及面黑又是油性皮肤的病人较为适宜。

因黑豆豆壳及黑牵牛壳均为黑色，且粗糙不易研极细，故制作时一定要除去，以免影响药粉颜色及肤感。《备急千金方》治小儿烫火疮和丹毒，单用黑大豆煮汁涂患处，不生瘢痕，可见黑大豆有预防瘢痕产生的作用。

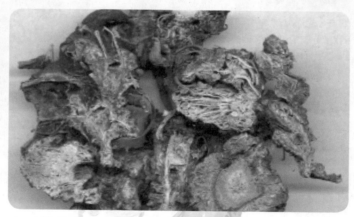

藁本气浓香，味辛、苦、微麻，能祛风、散寒、除湿、止痛

洗面药

验方组成： 黑牵牛 250 克，甘松 120 克，香附 120 克。

美颜功效： 祛风散郁，治疗面上黑斑及粉刺。

制用DIY： 香附炒，用手搓去表面棕色细毛。黑牵牛研碎，除去黑色外壳。三药共研细末。洗脸，每日一次。

附记： 引自《医方类聚》。

方解心悟： 香附表面有一层棕色细毛，一定要除去，以免刺激皮肤。《普济方》"洗疮法"，即以此方作面药每日洗脸，只是三药等量用之。

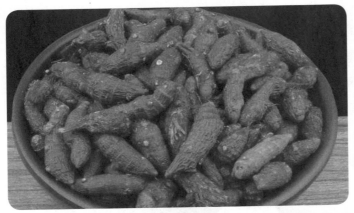

香附能疏泄肝郁而治面鼾䵟黑，与益气养血药同用，还能驻颜悦色；其气味芳香能除口臭，并能固齿

夏红粉

验方组成： 干夏枯草、红豆各等份。

美颜功效： 清热、解毒、散结，治疗雀斑、粉刺、酒渣鼻等面部疾病。

制用DIY： 夏枯草除去杂质，烧灰；红豆研粉去壳，二药混合再研极细，过筛备用。用粉洗脸或涂搽酒渣鼻上，早晚各一次。

附记： 引自《古今图书集成·医部全录》。

方解心悟： 夏枯草有明显的解毒散结之功，对常见皮肤致病真菌有抑制作用，可用于治面上热毒疮痈和瘢痕。红豆性平味苦，能解毒、理气、活血，和夏枯草配合，增强解毒散结的力量，以除去风热袭于肤表的雀斑、粉刺、酒渣鼻等。

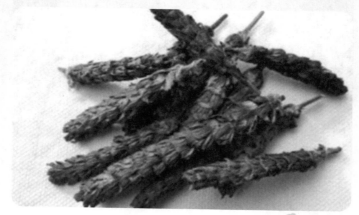

夏枯草有明显的解毒散结之功，对常见皮肤致病真菌有抑制作用，可用于治面上热毒疮痈和瘢痕

玉女粉

验方组成： 益母草不拘多少。

美颜功效： 活血祛瘀，益颜减皱，治疗粉刺、面部黑斑及白癜风。

制用 DIY： 益母草烧作灰，糯米粥（或用水）和为鸡蛋样大团，晾干。用枫炭火把灰团煅红，候冷研细。再如前法和为灰团，煅之。如此反复，至所研灰团末色白细腻为止。用粉洗脸，早晚各一次。

附记： 引自《医方类聚》。

方解心悟： 据传，武则天在宫中使用的美容品，就是玉女粉，故有"仙人秘之，千金不传"之说。此粉开始使用时，感觉面部皮肤滑腻，颜色光泽；经一月后面生血色，红鲜光泽异于常人。益母草又名坤草，为妇科要药，可活血祛瘀，有治疗粉刺、面部黑斑等作用，中医有谚语说："坤草一把，胜过四物一车。"四物即四物汤，补血之品，益母草之功和四物汤并及，可见用途广泛，用于美容，取其活血养颜之功，也就不足为奇了。

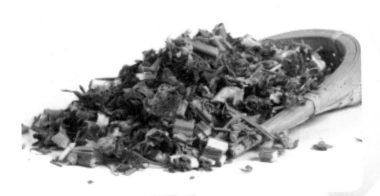

益母草又名坤草，为妇科要药，可活血祛瘀，有治疗粉刺、面部黑斑等作用

一味藁本粉

验方组成: 藁本不拘多少。

美颜功效: 祛风散寒,除去面部黑斑,治疗粉刺、酒渣鼻等疾病。

制用DIY: 除去杂质泥土,刮去表皮,研末备用。用粉洗脸或涂搽酒渣鼻上,早晚各一次。

附记: 引自《古今图书集成·医部全录》。

方解心悟: 藁本是常用散风寒湿邪之品,能去除皮肤风湿。《日华子本草》用治"皮肤疵皯,酒齄、粉刺";《鸡峰普济方》用"治鼻上面上赤",均用其祛除风邪之功。现代药理研究证实,藁本对多种常见的致病性皮肤真菌有抑制作用,可预防和治疗皮肤真菌在面部致病。

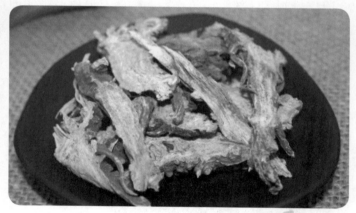

藁本对多种常见的致病性皮肤真菌有抑制作用,
可预防和治疗皮肤真菌在面部致病

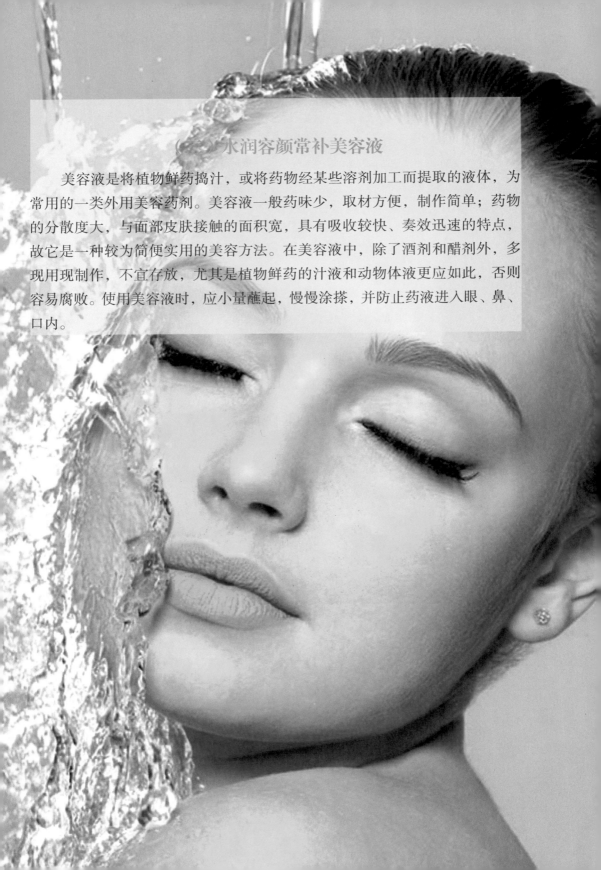

水润容颜常补美容液

美容液是将植物鲜药捣汁，或将药物经某些溶剂加工而提取的液体，为常用的一类外用美容药剂。美容液一般药味少，取材方便，制作简单；药物的分散度大，与面部皮肤接触的面积宽，具有吸收较快、奏效迅速的特点，故它是一种较为简便实用的美容方法。在美容液中，除了酒剂和醋剂外，多现用现制作，不宜存放，尤其是植物鲜药的汁液和动物体液更应如此，否则容易腐败。使用美容液时，应小量蘸起，慢慢涂搽，并防止药液进入眼、鼻、口内。

洗面光彩方

验方组成：冬桑叶不拘多少。

美颜功效：祛风清热，益颜泽面，治疗雀斑、粉刺等面部疾病。

制用DIY：将冬桑叶煎浓汁，收贮于瓶。晨起，将30毫升冬桑叶汁加入温水中，洗面。

附记：引自《验方新编》。

方解心悟：面部的疾病，如雀斑、鼍黑斑、粉刺无不与风邪的侵袭有关。因风为阻邪，其性开泄，常犯头面，使气血失和而变生诸种面疾。冬桑叶长于祛风清热，又能凉血，对风邪袭于肤表、气血失和、化生火热的雀斑、鼍黑斑、粉刺颇为适合。现代研究证实，桑叶含有多种氨基酸及维生素 A、B$_1$、B$_2$、C。因此，以冬桑叶煎汁洗面，既可治疗上述诸种影响面部美容的疾病，又能使面部悦白增色，更加光彩照人，故原书谓洗面后"光滑如镜，面亦不冻。"

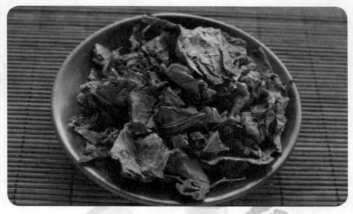

冬桑叶长于祛风清热，又能凉血，对风邪袭于肤表、气血失和、化生火热的雀斑、鼍黑斑、粉刺颇为适合

黄瓜白面液

验方组成：黄瓜 1 个。

美颜功效：润肤白面，治疗面部黑斑。

制用 DIY：将黄瓜洗净，切成两半，捣取其汁。以黄瓜汁涂搽面部，10 分钟后洗去。每日二次。

附记：引自《健康顾问》。

方解心悟：面部黑斑，可因火郁孙络（人体皮肤中浅表的细小的络脉）而成。黄瓜除热解毒，对火毒所致的疾病，如火眼、咽喉肿毒等有较好的疗效。外用涂搽面部，更接近于孙络，能清除热毒、治疗黑斑，使面色转白。现代研究证实，每 100 克黄瓜含蛋白质 0.8 克，脂肪 0.2 克，维生素 A 0.26 毫克、B_1 0.04 毫克、B_2 0.04 毫克，而能使皮肤变白的维生素 C 达 14 毫克，故本方润肤白面、治疗面部黑斑的疗效是肯定的，且取材方便，制作简单，值得一试。

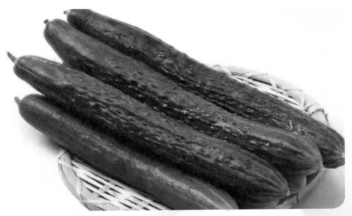

黄瓜外用涂搽面部，更接近于孙络，能清除热毒、治疗黑斑，使面色转白

桃仁洗面液

验方组成： 桃仁280克。

美颜功效： 活血祛瘀，润肤白面。

制用DIY： 桃仁去皮，用粳米饭浆同研，绞汁，待桃仁完全成糊为止，澄清，取汁，贮瓶备用。将上汁液加温洗面，每日早晚各一次。

附记： 引自《本草纲目》。

方解心悟： 桃仁即桃的果仁，味甘性平，活血祛瘀，能使血脉中的瘀血消散，血脉通畅，皮肤得到气血的润养。故《本草思辨录》谓之能"疏肤腠之瘀"而治肌肤甲错。从药物成分看，桃仁富含脂肪油，本身就有润肤的作用。粳米饭浆，质软黏稠，不仅能漂白皮肤，还可粘吸附着于皮肤表面的污物而又具光洁皮肤的作用。上药加温洗面，目的在于促进面部皮肤血液循环，有利于皮肤对药物有效成分的吸收。

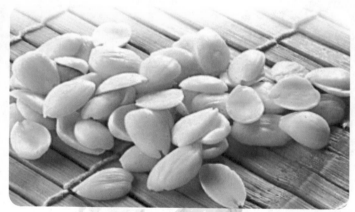

桃仁味甘性平，活血祛瘀，能使血脉中的瘀血消
散，血脉通畅，皮肤得到气血的润养

双花白面液

验方组成：桃花 360 克，杏花 360 克。

美颜功效：活血化瘀，润肤养容，治疗面部黑斑、粉刺。

制用DIY：将桃花、杏花浸泡于适量的水中，七日后除去桃花、杏花即得。加温洗面，每日早晚各一次。

附记：引自《普济方》。

方解心悟：中医有句谚语，叫"诸花皆散"，是指花类药物具有散邪、散郁、散滞气等作用。本方用桃花、杏花，即有散邪之意，通过桃花、杏花祛散邪气的作用，治疗面部黑斑、粉刺。且桃花有活血祛瘀的功效，可祛除邪气所致的面部瘀血。现代科学研究证实，花粉中所含的营养物质相当丰富，其中有蛋白质、氨基酸及多种维生素、脂肪、糖类、矿物质，这些都是滋养皮肤、悦白面容的必要成分。如在洗面时边洗边按摩，则有利于皮肤对上述营养成分的吸收，效果更好（按摩手法，见"巧妙推拿按揉，让你容光焕发"一节）。需要注意的是，对花粉过敏的人及皮肤易过敏者忌用。

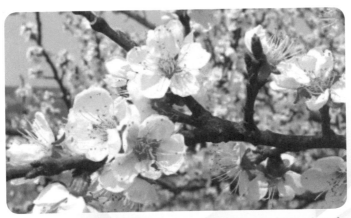

桃花有活血祛瘀的功效，可祛除邪气所致的面部
瘀血

三花除皱液

验方组成： 桃花、荷花、芙蓉花不拘多少。

美颜功效： 活血散瘀，润肤除皱。

制用 DIY： 春取桃花，夏采荷花，秋摘芙蓉花，阴干。冬天以雪水煎汤，频洗面部。

附记： 引自《秘本丹方大全》。

方解心悟： 人身血脉流畅，则荣于肌肤，润泽皮毛；若血液瘀滞不行，则面部肌肤失养，而容易出现皱纹。桃花、荷花、芙蓉花均能活血散瘀，使经脉通畅，血荣肌肤。现代研究证实，花粉有滋养皮肤、延缓皮肤衰老的作用。可见，本方润肤除皱是有科学根据的。值得注意的是，芙蓉花集清热、凉血、消肿、解毒作用于一身，据报道含芙蓉花 20% 的软膏对疖肿、蜂窝组织炎有消炎、退肿、拔脓、止痛的作用，敷用 3 ~ 7 次，便能收到效果。因此，用本方频洗面部，对血热郁于皮肤所致的粉刺、酒渣亦有一定防治作用。本方以雪水煎汤，但春、夏、秋季及我国南方地区如无雪水，可用冰块化水代替。

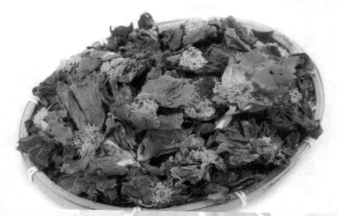

芙蓉花气微香，味微辛，集清热、凉血、消肿、解毒作用于一身

滋润手面方

验方组成：杏仁 30 克，天花粉 30 克，猪胰 3 具，红枣 10 枚（去核）。

美颜功效：滋润皮肤，悦白面容，去皱防裂。

制用 DIY：用竹签绞去猪胰的血丝、筋膜，与其他药用好酒浸于瓶中。浸泡 14 天即成，盛于瓷器中，密贮备用。早晚搽洗面部。

附记：引自《援生四书》。

方解心悟：杏仁，富含脂肪油，李时珍认为，杏仁"去头面诸风气、渣疱"。故杏仁既能润肤，又可散风，祛除粉刺、酒渣鼻等面疾。猪胰，俗名猪胰子，是我国民间习用的去皱、润手面的药物。《本草图经》说它能"润五脏，去皱、疱黯"。故其功用在于润肤去皱，祛除面部黑斑，专治皮肤皲裂。大枣，外用调和诸药，解毒生肌；而天花粉既能润肤，又能消肿清热，对粉刺有一定的治疗作用。现代科学研究证实，天花粉含有使细胞再生、修复所必需的多种氨基酸。酒既作为溶液，涂搽面部又可通经行血，加速面部皮肤血液循环，促进皮肤细胞对营养物质的吸收。总之，本方不但能滋润手面、悦白面容、去皱防裂，起到保健美容的作用，而且可以兼治面部黑斑、粉刺、酒渣鼻，方简而有效，可作为美容的常用方。

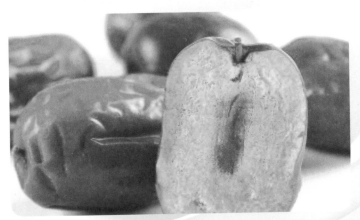

红枣具有养颜补血的作用，会令面色红润

细面悦白方

验方组成：杏仁 30 克，土瓜根 30 克，猪胰 5 具，芜菁子 60 克。

美颜功效：清热润燥，白润皮肤，治疗面部黑斑。

制用 DIY：将上药浸于好酒之中，浸泡 14 天即成。夜涂于面，次晨温水洗去。

附记：引自《本草纲目》。

方解心悟：祖国医学认为，面部黑斑，皮肤粗糙，可由火郁孙络，耗伤津液，皮肤失于滋润而致。本方杏仁、土瓜根、猪胰皆为古代方书治面部黑斑、滋润肌肤的常用药物，配伍芜菁子，有清热散瘀、活血润燥之功，能使火热清除，滞气消散，血液畅行，皮肤润泽。加酒通经络，行药势，更有助于上述诸药效力的发挥，使面部皮肤自然、悦白、细腻，故原书谓"夜涂旦洗，老者少，黑者白，神验"。

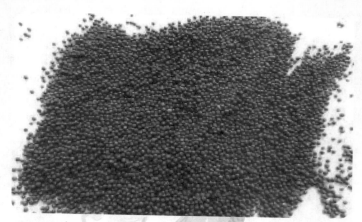

芜菁子味苦、辛，性寒，能行气利水、清热解毒，可治疗面黯

白面去斑液

验方组成： 浆水、白檀香各适量。

美颜功效： 白面，治疗面部黑斑。

制用 DIY： 取煮熟粟米，浸冷水中，待五六日生白色泡沫时，滤出待用。每晚以暖浆水洗面部黑斑，毛巾拭干，再以白檀香磨汁涂之。

附记： 引自《本草纲目》。

方解心悟： 浆水，又名酸浆水、米浆水，《古今图书集成·医部全录》谓"能白人肌体……去黯、黑子。"檀香，芳香散郁，使气血和调，养于面部，配合浆水，可治疗雀斑、𪒠黑斑、黄褐斑等面部黑斑。

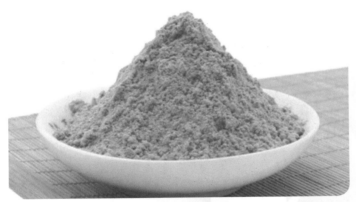

檀香，芳香散郁，使气血和调，养于面部，可治疗雀斑、𪒠黑斑、黄褐斑等面部黑斑

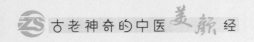

疗面上雀斑方

验方组成：柏树皮不拘多少。

美颜功效：祛风解毒，治疗雀斑。

制用 DIY：取柏树皮捣汁，以麻油调和柏树汁，涂搽面部。

附记：引自《群方便览》。

方解心悟：柏树皮，中药书上未收载，仅载柏树油、柏树果，皆具有祛风解毒的作用。由于柏树皮与其油、果均为一本之木所生，故功用亦大致相同。本方柏树皮汁液治疗雀斑也在于其有祛风解毒的作用。本方取材方便，制作简单，为一首专治雀斑的简便方。

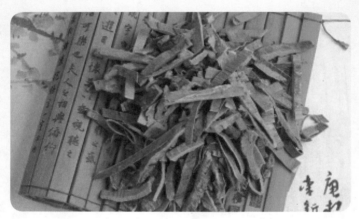

柏树皮具有祛风解毒的作用，可治疗雀斑

益母草液

验方组成： 益母草不拘多少。

美颜功效： 活血化瘀，治疗雀斑。

制用DIY： 将益母草放入砂锅，加适量的水，煎煮20分钟，取汁贮瓶备用。洗面，每日早晚各一次。

附记： 引自《普济方》。

方解心悟： 益母草，为唐代武则天喜用的美容药物，其原因在于益母草既有活血之功，又能养血。《本草汇言》称其为"行血而不伤血，养血而不滞瘀，诚为血家要药"。瘀血一去，经脉自通，血行通畅，荣于面而滋润面容，故雀斑可消，面容悦泽。

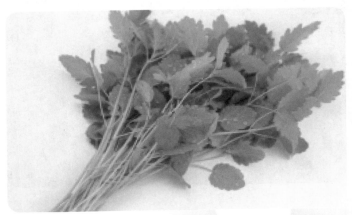

益母草可以活血养血，瘀血一去，经脉自通，血行通畅，荣于面而滋润面容，故雀斑可消，面容悦泽

玉簪花液

验方组成： 鲜玉簪花不拘多少。

美颜功效： 清热解毒，治疗面部雀斑。

制用DIY： 7～8月清晨，采取带露玉簪花，绞汁。清晨涂搽面部。

附记： 引自《群方便览》。

方解心悟： 玉簪花，又名白萼、白鹤仙、金销草、化骨莲，为百合科植物玉簪的花，全国各地均有栽培。本品有清热解毒、消肿之功，故以鲜玉簪花涂搽面部，可收到治疗雀斑的效果。本方取材方便、制作简单，可为夏季治疗雀斑的简便方。

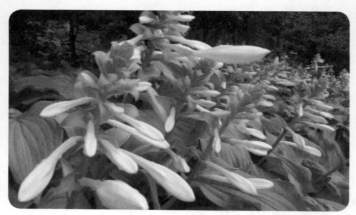

玉簪花又名白萼、白鹤仙、金销草、化骨莲，为
百合科植物玉簪的花，具有清热解毒、消肿之功

消斑液

验方组成：羊胆、猪胰、细辛各等份。

美颜功效：祛风清火，润肤除皱，治疗雀斑等面部黑斑。

制用DIY：先用竹签将猪胰的血丝、筋膜绞去，再将羊胆划破，倒入锅内，加入适量水，放入猪胰、细辛，煎三沸后，滤渣取液，贮瓶备用。每晚涂搽面部，次晨用浆水洗面。

附记：引自《名医验方类编》。

方解心悟：面部黑斑（包括雀斑、黧黑斑）多因情志失调，五志化火，风邪外搏，火郁孙络而成。细辛辛温，古人认为"善开结气，宣泄瘀滞"，功在祛散外来之风，宣泄郁结之火。羊胆苦寒，善清内生之火，《本草图经》谓之"去皱、疮、黗"，《随息居饮食谱》称之谓"泽颜"。猪胰，乃润肤去皱防裂之佳品。浆水，乃谷米做成（方法见前白面去斑液），孙思邈称谷米可"去黑痣面黗，润泽皮毛"。故晨用浆水洗面，有助于上述药液润肤除皱，治疗面部黑斑。

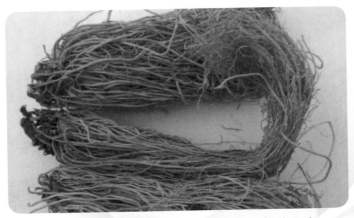

细辛辛温，可祛散外来之风，宣泄郁结之火

双胆陈醋液

验方组成： 羖羊胆 1 枚，牛胆 1 枚，陈醋 200 毫升。

美颜功效： 清热解毒，散瘀消肿，治疗面部黑斑及粉刺。

制用DIY： 取羖羊胆汁及牛胆汁，加醋，煎 2 ~ 3 沸，贮瓶备用。夜卧涂面，次晨以温米泔水洗去。

附记： 引自《普济方》。

方解心悟： 本方专治血热郁结皮肤之粉刺和火热郁于孙络之面部黑斑。方中羖羊胆（即公羊胆）和牛胆均为苦寒之品，有清热泻火、解毒消肿的作用。醋能散瘀、解毒，现代科学研究证实，醋对人的皮肤有较柔和的刺激作用，能使血管扩张，营养供应充足，皮肤长得丰润，并能杀死皮肤上的一些细菌，预防面部疮疡疾病的发生。皮肤粗糙的人，如果用醋与甘油（5：1）混匀，涂搽面部，可使面部皮肤光洁细嫩，皱纹减少。因此，本方使用醋不仅可以加强羊胆、牛胆清火、散瘀、消肿之功，而且还有细面、嫩容、除皱的美容作用。

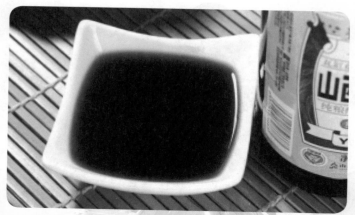

醋对人的皮肤有较柔和的刺激作用，能使血管扩张，营养供应充足，皮肤长得丰润，并能杀死皮肤上的一些细菌

鹿角汁

验方组成： 鹿角尖 60 克。

美颜功效： 行血消肿，治疗雀斑、黧黑斑及粉刺。

制用 DIY： 鹿角尖磨酒，取浓汁，密贮瓶中备用。涂搽面部，30 分钟后洗去，每日早晚各一次。

附记： 引自《外科大成》。

方解心悟： 雀斑、黧黑斑及粉刺均可因热郁于皮肤或孙络而致。鹿角咸温，能入血软坚，通行散郁，故可散热行瘀，使面黑转白，消除粉刺。李时珍认为，本方宜"厚涂之，神验"。由于鹿角含胶质达 25%，故涂于面部可使皮肤绷紧，兼有除皱的作用。

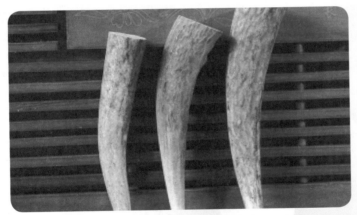

鹿角咸温，能入血软坚，通行散郁，故可散热行瘀，使面黑转白，消除粉刺

泽面除痤液

验方组成：莙荙子不拘多少。

美颜功效：清热解毒，行瘀泽面，治疗面部粉刺及雀斑。

制用DIY：将莙荙子浸于适量的陈醋中，3日后滤渣，取汁贮瓶备用。搽洗面部，每日早晚各一次。

附记：引自《古今图书集成·医部全录》。

方解心悟：痤，即痤疮，又叫粉刺，多由外感风邪或血脉、皮肤热毒郁结，瘀血阻滞，气血不荣所致。莙荙子，即莙荙菜（牛皮菜）的种子，入阳明经，具有清热、解毒、行瘀的作用，加上美容泽颜的陈醋，相得益彰，能使热清毒解，瘀消血行，气血荣面，从而使面部润泽有光。由于本方兼具清热、解毒、行瘀等功效，故不仅对于粉刺，而且对于火郁孙络的雀斑均有治疗作用。

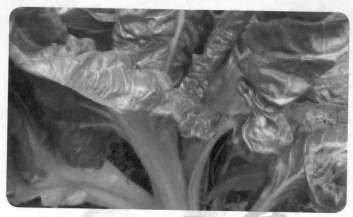

莙荙子，即莙荙菜（牛皮菜）的种子，入阳明经，具有清热、解毒、行瘀的作用

治粉刺验方

验方组成：白果适量。

美颜功效：解毒排脓，治疗面部粉刺及黑斑。

制用DIY：将白果洗净，切开，绞取其汁。频涂患处，干后再涂，直至汁尽，每日 2 ～ 3 粒。

附记：引自《健与美杂志》。

方解心悟：白果"排脓解毒"（《本草再新》），李时珍认为白果能"消毒杀虫，（捣）涂鼻面手足，去渣疱、黯黯"，并说 5 天后即有明显效果。本方取材方便，制作简单，收效较快，对患粉刺的年轻朋友来说，无疑是一首简便有效的方剂。

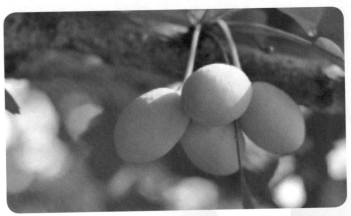

白果味甘，具有生津、止渴、清热等功效，同时具有排毒养颜、祛痘之功效

菟丝子汁

验方组成：生菟丝子不拘多少。

美颜功效：治疗面部粉刺。

制用 DIY：7~9 月采收菟丝子，捣取其汁。涂于患处。

附记：引自《肘后备急方》。

方解心悟：菟丝子又名豆须子、缠龙子，常用来内服以补肝肾。生菟丝子捣汁，治疗粉刺，临床用得不多。但本方自晋代葛洪《肘后备急方》起，历代方书如《太平圣惠方》《本草纲目》等，均加以收载，并谓其涂面上治疗粉刺、面上黑斑，不过 3~5 次，即可痊愈。

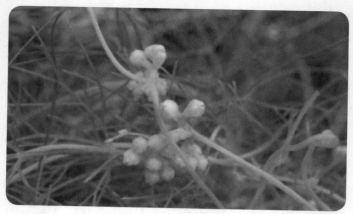

菟丝子味辛、甘，性平，能补益肝肾、祛斑驻颜，
现代多作为抗衰老药应用于美容保健

马齿苋汁

验方组成： 鲜马齿苋不拘多少。

美颜功效： 清热解毒，散血消肿，治疗面部粉刺及瘢痕。

制用 DIY： 将马齿苋捣烂取汁。洗患处，每日二次。

附记： 引自《普济方》。

方解心悟： 马齿苋为外科常用药。唐代《新修本草》说："用汁治紧唇面疱。"主要取其清热解毒之功，热清则毒解，血散则肿消，故热毒郁于皮肤、血络的粉刺、瘢痕可愈。

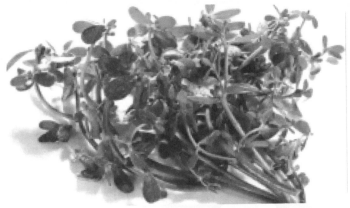

马齿苋具有清热解毒、消肿止痒等功效，对于细菌感染红肿发脓的痘痘具有一定的治疗效果

疣洗方

验方组成：马齿苋 60 克，蜂房 9 克，白芷 9 克，蛇床子 9 克，细辛 9 克，陈皮 15 克，苍术 15 克，苦参 15 克。

美颜功效：祛风清热，解毒燥湿，软坚去疣。

制用 DIY：将上药加适量水，煎煮取汁。每日一剂，煎水半盆，半温时用小毛巾反复擦洗局部。每日 4 ～ 5 次，用时加温。

附记：引自《朱仁康临床经验集》。

方解心悟：本方是治疗扁平疣的有效验方。中医认为，疣多因肝胆风热血燥，复感风热之毒，蕴阻皮肤所致。方中马齿苋既能清热解毒、散血消肿，又有除疣的作用；蜂房以毒攻毒；白芷、蛇床子、细辛、苦参祛风清热、解毒；至于陈皮、苍术，可燥湿除疣。总之，八药合用使风去热清、毒解湿除，而达到治疗扁平疣的目的。

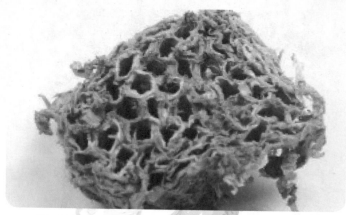

蜂房味甘，性平，具有润泽皮肤、营养肌肤、除疤祛斑、养颜美发、保青春抗衰老等功效

红花补骨脂酒

验方组成： 补骨脂10克，菟丝子10克，红花6克，僵蚕6克，白蒺藜10克。

美颜功效： 祛风活血，治疗白癜风。

制用DIY： 将上药浸于120毫升60度白酒中，7天后即成。取药酒外搽患处，每日二次。

附记： 引自《中医皮肤病诊疗》。

方解心悟： 本方是一首作用强、疗效较好的治疗白癜风的方剂。方中僵蚕、白蒺藜祛散风邪；红花活血行瘀；菟丝子外用可柔润皮肤，对白癜风造成的皮损有一定的恢复作用。值得重视的是，补骨脂是治疗白癜风作用强、效果肯定的中药，其有效成分为补骨脂素，可使色素新生。故补骨脂现已作为临床上治疗白癜风的首选药物，内服外用均可治疗白癜风。

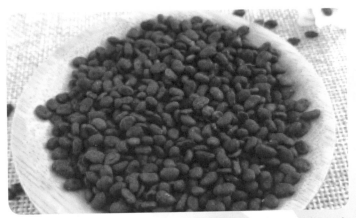

补骨脂中的补骨脂素，可使色素新生，用来治疗白癜风作用强，效果肯定

续随子汁

验方组成： 鲜续随子叶适量。

美颜功效： 治疗白癜风。

制用 DIY： 上药捣取其汁。涂于患处，每日二次。

附记： 引自《普济方》。

方解心悟： 续随子，学名千金子，又叫千两金、菩萨豆，为大戟科植物续随子的种子。《日华子本草》认为其"叶汁敷白癜，面𪒸"。可见，其叶捣汁有治疗白癜风的功效。其实，续随子一身都是宝，均为具有美容作用的药物，其子可治"黑子、疣赘"（《普济方》）；其茎中白汁"去黚黯"（《开宝本草》）"敷白癜、面𪒸"（《本草蒙筌》）。此药易得，有上述面疾的患者，均可试之。

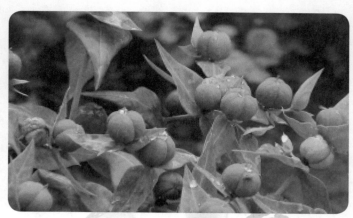

续随子，学名千金子，又叫千两金、菩萨豆，其叶捣汁有治疗白癜风的功效

萝藦白汁

验方组成：鲜萝藦白不拘多少。

美颜功效：清热解毒，治疗白癜风。

制用DIY：将鲜萝藦折断，即有乳白色液体流出，取之贮瓶。先用酒精纱布揩患处，令其色变赤，再取汁涂患处。每日一次。

附记：引自《外台秘要》。

方解心悟：萝藦又名奶浆草、奶浆藤，为萝藦科植物萝藦的全草，用于治疗白癜风，主要取其清热解毒的作用。原书谓："揩令破。"《太平圣惠方》等谓："先用生布揩之，令微破。"用生布揩面部令破，主要是刺激患处，以利于皮肤对药液的吸收，但如按上法操作，恐引起面部感染，故以酒精纱布代之，揩至其肤色变赤即可。

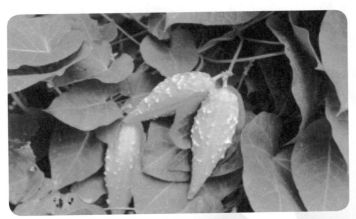

萝藦又名奶浆草、奶浆藤，为萝藦科植物萝藦的全草，用于治疗白癜风，主要取其清热解毒的作用

灭瘢痕方

验方组成：当归 30 克，猪脂 1000 克，白芷 30 克。

美颜功效：祛风，行血，润肤，消除面部瘢痕。

制用 DIY：上药捣和，绸布包裹，以酒适量，煎十余沸，去滓，贮瓶备用。涂于面部瘢痕处，每日 5 ~ 10 次。

附记：引自《普济方》。

方解心悟：中医认为，瘢痕的形成一方面由于肌肤中的残余邪毒未尽；另一方面因血脉不和，瘀血阻滞，皮肤不润。本方以当归行血，使血脉和利，滋润皮肤，猪脂润肤解余毒，白芷祛除面部皮肤中残余的风邪，《日华子本草》谓之"去面皯疵瘢"。三药合用，共奏祛风、行血、润肤、治疗面部瘢痕的功效。

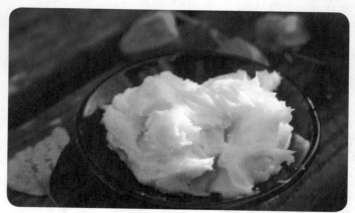

猪脂味甘、性凉、无毒，有补虚、润燥、解毒的作用，可治脏腑枯涩、大便不利、燥咳、皮肤皲裂等症

铁扫帚液

验方组成：铁扫帚自落叶、铁扫帚种子不拘多少。

美颜功效：清热解毒，消除面部瘢痕。

制用DIY：将上药煎汤，滤滓取汁，澄清备用。洗瘢痕处，每日3~4次。

附记：引自《卫生易简方》。

方解心悟：铁扫帚，药名苦地胆，又叫地苦胆、土蒲公英，能清解面部皮肤中的余邪热毒而达到消除瘢痕的目的。本方药简，效果肯定，故原书谓："洗面三四次，其瘢自消。"

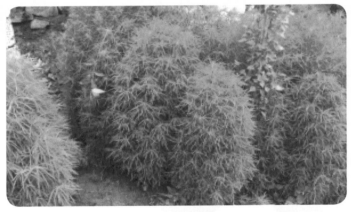

铁扫帚，药名苦地胆，又叫地苦胆、土蒲公英，
能清解面部皮肤中的余邪热毒，消除瘢痕

消瘢液

验方组成： 马蔺子及叶不拘多少。

美颜功效： 清热解毒，破血软坚，消除面部瘢痕。

制用 DIY： 水煎滤滓取汁，频洗面部瘢痕处。

附记： 引自《万病验方大全》。

方解心悟： 马蔺子，又叫马莲子、马楝子，能清热解毒、破血软坚，使面部余邪热毒得以清除、瘀血消散、瘢痕软化而达到消瘢的作用。原书谓"频洗数次自消"，意谓本方消瘢显效较快，疗效较好。

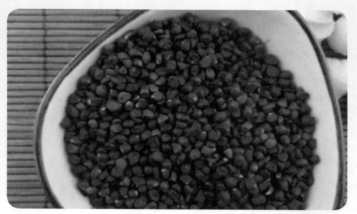

马蔺子，又叫马莲子、马楝子，能使面部余邪热毒得以清除、瘀血消散、瘢痕软化，达到消瘢的作用

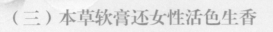

（三）本草软膏还女性活色生香

美容软膏则是指将具有润肤、悦色、增白、减皱及治疗雀斑、黧黑斑、粉刺、酒渣鼻的中药加入适宜的基质中，制成容易涂布于面部皮肤的外用药剂。使用软膏时，最好先用温水、香皂洗净面部，这样毛囊、皮脂腺出口堵塞物，角质层上黏附、脱屑的物质均被洗掉，有利于药物的透入吸收。

用油脂类和蜜调制成的软膏在贮存时，可能发生酸败或腐坏，因此宜少量制备，贮于阴凉处。含重金属盐如轻粉、升药的软膏，久贮后易被氧化还原，降低疗效，甚至增加毒性，因此，除密贮外，应临用时配制，不适宜长期贮存。软膏贮存一段时间后，如药物与基质分离，或析出水，应重新搅拌均匀后再使用。

却老去皱膏

验方组成： 青木香 60 克，白附子 60 克，川芎 60 克，白蜡 60 克，零陵香 60 克，香附子 60 克，白芷 60 克，茯苓 30 克，甘松 30 克，羊髓 900 克。

美颜功效： 祛风活血，散郁润肤，益颜去皱。

制用 DIY： 上药切碎，以水、酒各 500 毫升，浸药一宿，煎至水、酒尽，膏成，去滓。贮瓶备用，每日早晚涂搽面部。

附记： 引自《备急千金要方》。

方解心悟： 本方以白附子、白芷、零陵香祛除面部风邪，以甘松、青木香、香附理气解郁。川芎既能祛风，又能活血，科学家证实其有抑制酪氨酸酶、减少黑色素沉着而美容的作用。白蜡、羊髓润肤益颜。诸药合用，能使面部洁白、光润，故原书谓其"去风寒，令面光悦，却老去皱"。注意白蜡有蜂蜡和虫白蜡两种，二者均能润肤防皲裂，但蜂蜡润肤防皲裂的效果较显著，故配制时宜选用蜂蜡。

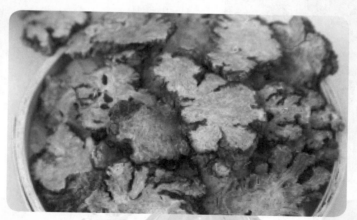

川芎既能祛风，又能活血，具有抑制酪氨酸酶、减少黑色素沉着而美容的作用

丹砂方

验方组成： 朱砂 30 克，白蜜适量。

美颜功效： 润肤红颜。

制用 DIY： 先研朱砂至极细，调入白蜜至成稀糊状，入瓷盒中贮存备用。每夜临卧时涂面，次晨以温米泔水洗去。

附记： 引自《普济方》。

方解心悟： 朱砂色红而通血脉，悦泽面部；白蜜色白而解毒润肤。二药合用，既能滋润营养面部皮肤而起到保健作用，又可红颜白面有化妆之功，是一首配合极佳的保健化妆美容方。

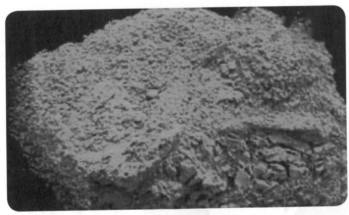

朱砂色红而通血脉，可悦泽面部

华容膏

验方组成：鲜落葵子不拘多少。

美颜功效：清热凉血，润肤红颜。

制用DIY：取落葵子蒸熟，烈日下曝干，刮去皮，取仁细研，白蜜和匀，贮瓶备用。涂面，随时用。

附记：引自《食疗本草》。

方解心悟：落葵子为落葵科植物落葵的种子，性味甘酸寒，清热凉血解毒，外用对因血热火毒所致的粉刺、酒渣鼻等有效。鲜落葵子细研之后，其汁红如胭脂，又具化妆之功，配以润肤的白蜜，其膏白里透红，组成一首既能治病美容，又能化妆美容的好方剂。

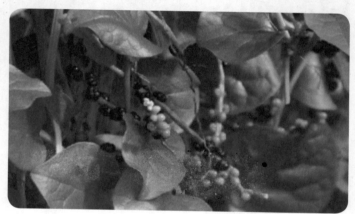

落葵子可清热凉血解毒，外用对因血热火毒所致的粉刺、酒渣鼻等有效

孙仙少女膏

验方组成： 黄檗皮9克，土瓜根9克，大枣7枚。

制用DIY： 去掉黄檗最外层粗皮（栓皮），大枣去核留肉，三药共研极细后自然成膏。

美颜功效： 清热解毒，活血行瘀，润肤白面。晨起用开水化开，待温洗面。

附记： 引自《鲁府禁方》。

方解心悟： 土瓜根味苦性寒，有泻热消瘀的作用，《本草纲目》用以"治面黑面疮"。黄檗苦寒，为常用中药，有清热解毒之功。二药结合，对面部疮肿具有较强的清热解毒作用。土瓜根的破血消瘀之功，对面部血行不畅而致面色晦暗者有促进血液循环的作用，大枣增加对面部的营养，三药相伍，能白面润肤兼治痤疮、酒渣鼻等面部疾病。此方尤适用于常患面部疖疮的患者做美容膏剂，原书称"常早起化汤洗面，旬日后容如少女，以之洗浴，尤为神妙"，读者不妨一试。

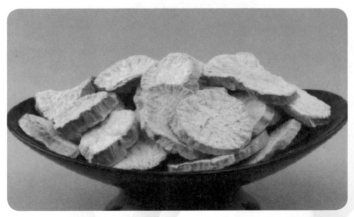

土瓜根味苦性寒，有破血消瘀的作用，对面部血行不畅而致面色晦暗者有促进血液循环的作用

洗面如玉膏

验方组成：丁香 3 克，白芷 6 克，麝香 3 克。

美颜功效：祛风解郁，行血通络，白面美容。

制用 DIY：上药研为细末，烧酒调入锅内，熬成膏，贮瓶备用。每日早晚用少许洗面。

附记：引自《同寿录》。

方解心悟：本方为一首简易美容剂。方中丁香、麝香香气浓烈，具有解郁通络、促进面部血液循环、加速新陈代谢的作用，配以白芷祛风，能减少皮肤黑色素的形成，从而达到美化容颜的目的，故原书谓"每日用少许洗面，令人颜色如玉"。因本方含有麝香，故孕妇禁用。

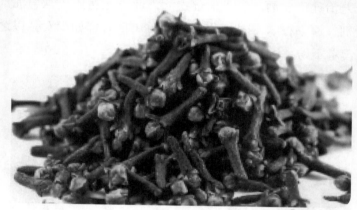

丁香香气浓烈，具有解郁通络、促进面部血液循环、加速新陈代谢的作用

仙光散

验方组成：桃花、鸡血不拘多少。

美颜功效：祛风活血，通络，悦泽面容。

制用 DIY：捣烂桃花，和以鸡血，贮瓶备用。涂敷面上，2 ~ 3 天后以温水洗去，或夜涂晨洗。

附记：引自《医方集锦》。

方解心悟：桃花为中药美容佳品，具有活血作用。鸡血富含血红蛋白，营养丰富，能祛风、活血、通络。二药合用敷面能使血脉通畅，荣润面部皮肤，原书谓"三二日脱下，则颜色光华如仙"。故以仙光散名之。鸡血临时不易取得，可在宰鸡时取血，少加枸橼酸钠抗凝，贮于冰箱内保存，用时再和桃花即可。

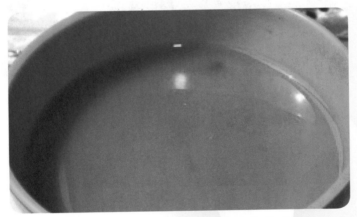

鸡血富含血红蛋白，营养丰富，能祛风、活血、通络

展皱膏

验方组成：栗子薄皮（内果皮）不拘多少。

美颜功效：活血，润肤，去皱。

制用 DIY：栗子薄皮研末，白蜜和匀，贮瓶备用。夜卧时涂面，次晨以温水洗去。

附记：引自《普济方》。

方解心悟：本方为专治面上皱纹的验方，《医部全录》说："令皮肉急皱可展，又治老人面皱。"栗子薄皮，为栗子内果皮，又名栗蒾，能活血行血，配以润肤的白蜜，使血行通畅，荣润皮肤，则皱纹可消失。

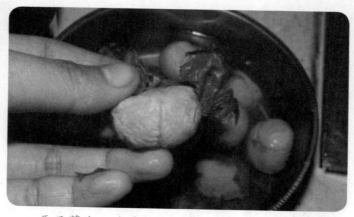

栗子薄皮，为栗子内果皮，又名栗蒾，能活血行血、散结下气、养颜美容

天门冬膏

验方组成： 天门冬不拘多少。

美颜功效： 润肤，悦颜，白面。

制用 DIY： 和蜜捣烂，贮瓶备用。每夜临卧时涂搽。

附记： 引自《百病丹方大全》。

方解心悟： 天门冬能清肺热，润燥。古人认为天门冬肥厚多脂，纯以柔润养阴为功，《日华子本草》说："益皮肤，悦颜色。"再加以白蜜，更增强其白面之功。

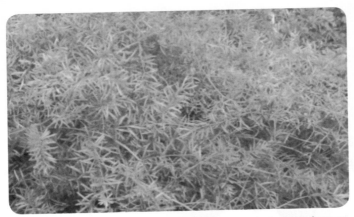

　　天门冬属于百合科的一种植物，对于女性有很好的美容效果，可以使头发变得更加亮丽，而且对牙齿也有增白的效果

面上皱裂方

验方组成：桃仁30克，猪脂以能浸过桃仁为度。

美颜功效：活血润肤，防治面部皱裂。

制用DIY：桃仁研为末，合猪脂熬数次，至桃仁色变黄即成。每日晚上睡觉前涂面。

附记：引自《援生四书》。

方解心悟：此药膏主要是防皱防裂润肤，其中桃仁含脂肪油，能活血润肤，猪脂可去皱白面，故干性皮肤的人适用。冬季作润肤油膏亦可。熬此膏时用文火。

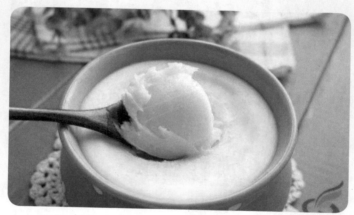

猪脂有补益肺阴的功效，而肺主皮毛，因此猪油有滋养皮肤、治疗脱发的功效

悦面膏

验方组成： 香附子50克，茯苓50克，白芷60克，零陵香15克，麝香15克，蔓荆子60克，牛髓、羊髓各240克，白蜡240克。

美颜功效： 润肤悦面。

制用DIY： 麝香另研。余药混合，微火煎，令白芷、茯苓、香附、蔓荆子、零陵香色变，去滓，纳入麝香，研千遍即成。先以美容粉洗面，后涂敷此膏，每日二次。

附记： 引自《普济方》。

方解心悟： 此方因有蔓荆和牛髓，润肤除皯的作用较强，故原书说："令人面色悦泽如桃花。"使用前先用美容粉洗面，以清除面部污物。蔓荆子味苦、微寒，有疏散风热、清利头目之功，《名医别录》云能"令人光泽脂致"，实际取其疏风清热之功，祛除风热，防御外邪，达到美容效果。因本方有通窍的麝香，孕妇禁用。

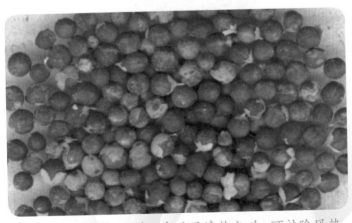

蔓荆子味苦、微寒，有疏风清热之功，可祛除风热、防御外邪，达到美容效果

令面白如玉方

验方组成： 羊脂600克，狗脂600克，白芷300克，炙甘草15克，半夏15克，草乌（大小适中者）14枚。

美颜功效： 祛风，润肤，白面。

制用DIY： 六药合煎，白芷色黄时去滓即成，用白色容器盛装备用。涂面，不分昼夜，洗脸后用。

附记： 引自《补辑肘后方》。

方解心悟： 半夏，外用可"悦泽面目"（《名医别录》）。草乌虽为大毒之品，但经油脂高温熬炼，毒性大大减轻，而搜风散寒、除湿止痛之功仍存。以其外用可疏通经络，使面部经络通畅，气血运行正常，协助羊脂、狗脂、半夏、白芷，祛风、润肤、白面，而达到美容效果。故原书说："涂面，二十日即变，兄弟不相识，何况余人乎？"

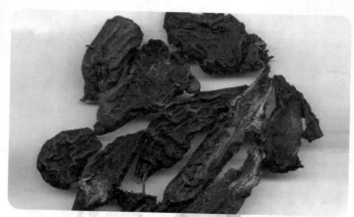

草乌外用可疏通经络，使面部经络通畅，气血运行正常

鹿角膏

验方组成： 鹿角霜 60 克，牛乳 600 克，白蔹 30 克，川芎 30 克，细辛 30 克，天门冬 30 克（去心培干），生白附子 30 克，白术 30 克，白芷 30 克，酥 90 克，杏仁 30 克。

美颜功效： 润肤，白面，去皱。

制用 DIY： 杏仁开水泡后搓去皮尖，研如膏。上药除牛乳、酥外，均研细，和杏仁膏捣匀，加入牛乳及酥，放银器内，以慢火熬至软硬适中则停火，瓷器内贮存备用。睡前洗面后用之，次晨以温米泔水洗去。

附记： 引自《太平圣惠方》。

方解心悟： 方中熬膏使用的脂肪为酥。酥为牛乳或羊乳经提炼而成的酥油，味甘、无毒，美容主要取其润燥之功，以治肌肤枯槁。方中其他药物均是较好的美容品，全方配伍甚好，故原书说："令百岁老人面如少女，光泽洁白。"

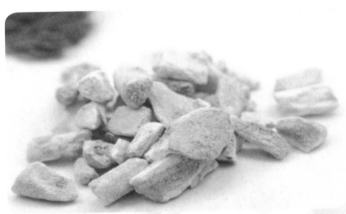

鹿角霜为鹿角熬胶后所剩的残渣，善补益精血，促进面部血液循环，加强皮肤的营养，从而起到驻颜美容的作用

杏仁膏

验方组成： 杏仁 45 克，雄黄 30 克，瓜子 30 克，白芷 30 克，零陵香 15 克，白蜡 90 克，麻油 200 毫升。

美颜功效： 祛风解毒，润肤白面。

制用 DIY： 杏仁开水烫，去皮、尖。上药除白蜡、麻油外，并入乳钵中，研细。先纳药末和油入锅中，文火煎至油稠成膏状时，再加入白蜡，继续加热搅匀，盛瓷器中即成。擦此药膏在面上搓揉后，扑美容粉。

附记： 引自《圣济总录》。

方解心悟： 瓜子即冬瓜仁，当去壳使用。雄黄为民间常用药，每逢端午节，家家户户都习惯饮少许雄黄酒或把雄黄撒于屋角阴暗处，取其避秽、杀虫、解毒之功，中医多外用于治诸种疮毒皮肤病。实验证明，雄黄水浸剂在试管内对各种皮肤真菌有不同程度的抑制作用，雄黄烟熏对金黄色葡萄球菌、绿脓杆菌有杀菌作用。用于美容，主要取其对皮肤细菌的抑制作用而洁净皮肤，防止疮疖生长。杏仁、白芷、零陵香能祛风，治疗面部黑斑。

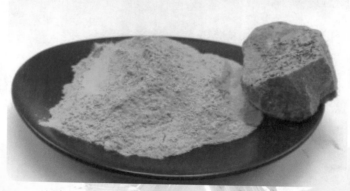

雄黄用于美容，主要取其对皮肤细菌的抑制作用而洁净皮肤，防止疮疖生长

玉龙膏

验方组成： 白蔹、白芷、茅香、零陵香、栝蒌仁各等份，麝香适量。

美颜功效： 祛风避秽，白面香肤。

制用DIY： 白蔹、白芷、栝蒌仁三药，以麻油浸，油量以淹过药为度，微火煎至药焦；加入茅香、零陵香，再煎至香味出，停火；加入麝香和炼过的白蜡少许调匀，瓷器盛装。洗脸后搽面。

附记： 引自《普济方》。

方解心悟： 此方茅香、零陵香、麝香三药均为芳香之品，于膏中作香剂，因古时香精制备并不普遍。故美容方中多用天然香草或香料，以增加美容膏的香肤作用。这些天然香药，除散发香味外，因其芳香避秽，并具洁净皮肤、防止某些疾病发生的功效。试验表明，芳香之品可提高人体呼吸道一种免疫球蛋白的分泌量，提高局部的免疫力，从而减少上呼吸道疾病的发病机会。所以，在祛风、清热、解毒的白芷、栝蒌仁、白蔹中，加入一定数量的芳香药物，具有美容、防病、散香三重作用。由于方中有通窍的麝香，故孕妇忌用。

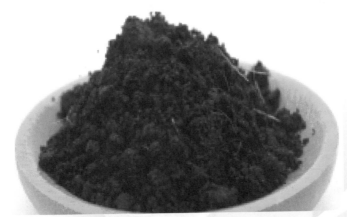

麝香有活血祛瘀、祛斑香体之功，历代美容方将其作为高级香料，以除体臭、口臭；利用其温通活血之功，治面斑、面𪒠无光、白癜风等

耐老方

验方组成：白芷 90 克，冬瓜仁 90 克，商陆 90 克，川芎 90 克，玉竹 45 克，细辛 45 克，防风 45 克，当归 30 克，藁本 30 克，蘼芜 30 克，土瓜根（去皮）30 克，桃仁 30 克，木兰皮 15 克，辛夷 15 克，甘松香 15 克，麝香 15 克，白僵蚕 15 克，白附子 15 克，栀子花 15 克，零陵香 15 克，猪胰 3 具。

美颜功效：祛风活血，润肤白面，香肤。

制用 DIY：猪胰切细，水渍 6 天，再用酒浸，并挤压出猪胰汁。除麝香外，诸药切片，布袋盛，以猪胰汁和酒的混合液浸泡一宿；第二日晨以猪脂 3500 克，微火煎三上三下，白芷色黄膏成，去滓；加入麝香混匀，收于瓷器中备用。洗脸后涂搽。

附记：引自《备急千金要方》。

方解心悟：此方能悦泽人面，故名耐老方。本方药物味较多，但制备较简。

猪胰即猪胰腺，《本草图经》认为它可"去皱、疮、黚黯"，而《随息居饮食谱》认为它能"泽颜"。该药具去皱、润泽、洁净等功效，是美容佳品，故古方多选于美容粉、美容膏中外用，我国民间也常用此药润肤防裂。

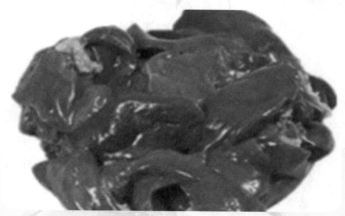

猪胰，俗名猪胰子，是我国民间习用的去皱、润手面的药物

白附子散

验方组成： 白附子不拘多少。

美颜功效： 祛风润肤，治疗面部黑斑。

制用DIY： 上药研为细末，白蜜和匀，贮瓶备用。夜卧先以温米泔水洗面，取药涂面，次晨温水洗去。

附记： 引自《本草纲目附方分类选编》。

方解心悟： 白附子，此处应选关白附，因其入阳明经，作用于面而祛风散寒湿，治面䵟瘢疵。《本草经疏》和以白蜜润养皮肤，治面部黑斑。

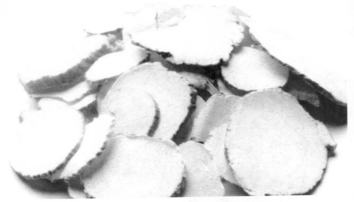

白附子入阳明经，作用于面而祛风散寒湿，治面䵟瘢疵

白芷粉

验方组成：白芷不拘多少。

美颜功效：祛风，润肤，白面，治疗面部黑斑。

制用DIY：刮去白芷表面粗皮，去掉灰尘，研细末，过筛，以洁净猪油和匀，贮瓶备用。洗脸涂面，早晚各一次。

附记：引自《古今图书集成·医部全录》。

方解心悟：白芷集祛风、解毒、止痒、白面数种美容功能于一体，对预防和治疗一些面部疾病有可靠疗效。其祛除面部色素斑的美容效果，已被国内外现代科学研究所证明。

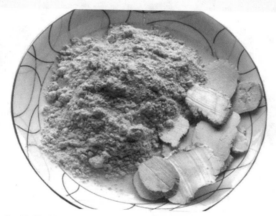

白芷集祛风、解毒、止痒、白面数种美容功能于
一体，对预防和治疗一些面部疾病有可靠疗效

橙核白面膏

验方组成：橙核不拘多少。

美颜功效：祛风活血，治疗面部黑斑。

制用DIY：用鲜橙核，除去外层硬皮，研极细使成膏。夜卧涂面，每日一次。

附记：引自《外科寿世方》。

方解心悟：橙核即橙子的种仁，食用橙子时搜集种子。橙核为芳香之品，能祛风避秽、活血经络，经络畅通，则血液荣润于面。现代科学研究证实，橙核主要含脂肪油、蛋白质，可滋养、润泽皮肤，起到白面作用。

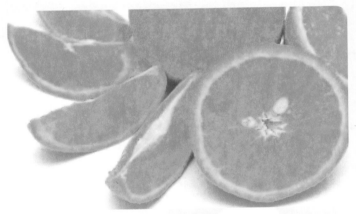

橙核为芳香之品，能祛风避秽、活血经络，经络畅通，则血液荣润于面

白面方

验方组成：牡蛎 90 克，土瓜根 30 克。

美颜功效：清热消瘀，悦白皮肤，治疗面部黑斑。

制用DIY：上药研细为末，白蜜和匀，贮瓶备用。夜卧涂面，且以温米泔水洗之。

附记：引自《备急千金要方》。

方解心悟：牡蛎为牡蛎科动物，近江牡蛎、长牡蛎或大连湾牡蛎的贝壳，李时珍谓其"化痰软坚，清热除湿"。土瓜根即王瓜根，可泻热破血，消瘀而治面黑黯。二药和蜜涂面，能消除面部的热邪和瘀血，滋润悦白面部皮肤。原书谓其"涂面即白如玉"，乃言其见效较快。如能避免过多的风吹日晒，则效果更好。

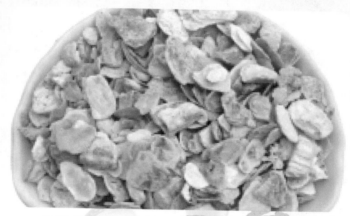

牡蛎为牡蛎科动物，近江牡蛎、长牡蛎或大连湾
牡蛎的贝壳，李时珍谓其"化痰软坚，清热除湿"

治面斑方

验方组成： 桂心、石盐、蜂蜜各等份。

美颜功效： 祛风活血，治疗面部黑斑。

制用DIY： 桂心、石盐共研为末，绢筛，加蜜，均匀后贮于瓷器中备用。睡前洗净脸后，敷之，次晨温水洗去。

附记： 引自《备急千金要方》。

方解心悟： 石盐正名叫戎盐，为矿物石盐的结晶，药用取纯净、色青者为佳。石盐味咸性寒，有凉血的作用，并能祛风清火。桂心，即官桂刮去栓皮（表面粗皮）者，其气味辛甘性热，有较强的芳香味，能通血脉，外用有较强的杀菌作用。《本草经疏》谓："肺主皮毛，而风邪客之，则面色不光润，辛温入肺，去皮肤诸风，故能灭黑黚及诸疮瘢痕也。"本方正取桂心之辛温以祛风，除去面上黑斑，戎盐之凉以去血热，加蜂蜜更增其白面的功效。

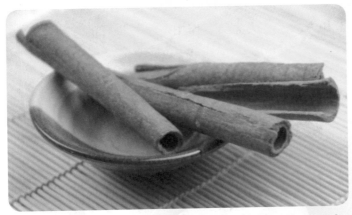

桂心气味辛甘性热，有较强的芳香味，能通血脉，外用有较强的杀菌作用

檀香膏

验方组成： 白檀香 15 克，紫檀香 15 克，白附子 15 克，杏仁 15 克，香附子 15 克，马珂 15 克，白蜜适量。

美颜功效： 祛风活血，白面香肤，润肤去皱，治疗面部黑斑。

制用DIY： 诸药共捣为末，白蜜和匀贮瓶备用。临睡前洗净脸，用药膏涂面，次晨以温水洗净。

附记： 引自《太平圣惠方》。

方解心悟： 白檀香为檀香科植物檀香的心材，含挥发油，气香，味辛性温，许多美容方中均有此药。《本草纲目》谓其治"面生黑子，每夜以浆水洗拭令赤，磨汁涂之。" 可见，白檀香单用，即可去面黯而白面。紫檀香为豆科植物紫檀香的心材，气味芳香，具散郁、消肿、止血、定痛、香肤之功，常用以治肿毒。马珂是蛤蜊科动物凹线蛤蜊的贝壳，古人多用于消目中翳膜，说明有活血祛瘀的作用。香附行气活血祛斑，白附子、杏仁为祛风、白面、润肤之品。诸药合用，蜜和为膏，不失为美容作用多、效果好的方剂。

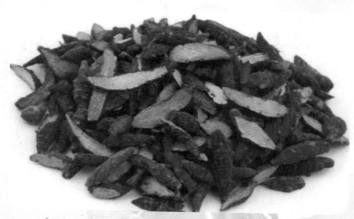

香附子为莎草科植物莎草的干燥根茎，能行气活血祛斑

润肤去斑膏

验方组成：乌梢蛇 60 克，猪脂适量。

美颜功效：搜风通络，滋润皮肤，治疗面部黑斑。

制用DIY：将乌梢蛇烧灰为末，以猪脂调和，贮瓶备用。每晚临卧薄涂面部，次晨温水洗去。

附记：引自《普济方》。

方解心悟：乌梢蛇善于搜风通络，猪脂润肤又作赋形剂。本方药效专一，组方简便实用，可作为常用的美容方剂。

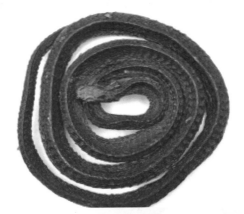

乌梢蛇性平，味甘，善于搜风通络

治外膏方

验方组成： 白芷 60 克，白蜡 60 克，白附子 15 克，辛夷 15 克，防风 15 克，乌头 15 克，麝香 15 克，玉竹 15 克，零陵香 15 克，藁本 30 克，商陆 8 克，麝香 8 克，牛脂 600 克，鹅脂 600 克，羊脂 300 克，麻油 75 克。

美颜功效： 祛风润面，香肤，治疗面部黑斑。

制用 DIY： 将上药均切薄，醋浸一宿，合煎，候白芷色黄膏成，滤去滓，贮瓶备用。先以皂荚汤洗面，后搽此药，每日三次。

附记： 引自《备急千金要方》。

方解心悟： 原书要求使用此方前以皂荚汤洗面，以除去面上油污，现在无皂角水洗面的习惯，可用香皂代替。本方中共用白蜡、牛脂、鹅脂、羊脂、麻油等油脂，虽可润肤，但用量似乎太重，和药物比例不符，可将油脂的用量减少。另外，方中有通窍的麝香，故孕妇忌用。

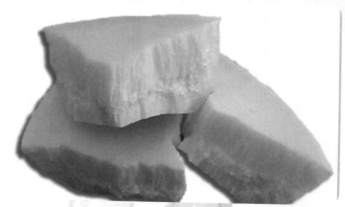

白蜡味甘气温，能通经活络，美容膏用之，既作赋形剂，又作滋润之品，更兼有活血通络之功

常用蜡脂方

验方组成：芜菁油 1500 克，甘松香 30 克，零陵香 30 克，辛夷仁 30 克，细辛 10 克，白术 500 克，竹茹 560 克，竹叶（切）280 克，白茯苓 30 克，蘼芜花 30 克，羊髓 250 克，麝香适量。

美颜功效：祛风，白面，香肤，治疗面部黑斑。

制用DIY：羊髓以水浸，竹签挑去软脊膜和血丝。除麝香外，诸药以布袋盛，米酒中泡 2 日捞出绞去酒汁，放于芜菁油中微火煎，令沸，至香气很浓时，加入炼白蜡至膏软硬适中，加入麝香，瓷器盛贮备用。洗脸后搽之。

附记：引自《外台秘要》。

方解心悟：白蜡火上熔化，取上面清洁无渣者倒于水中即成炼白蜡。白蜡味甘气温，能通经活络，美容膏用之，既作赋形剂，又作滋润之品，更兼有活血通络之功，对美容颇为适宜。芜菁油是十字花科植物芜菁的成熟种子芜菁子的油，此油不易得，可用同量猪油代替。蘼芜为川芎的苗，入面药，可散郁，熏香面肤。此方原书药物剂量比例不太协调，笔者作了适当调整。

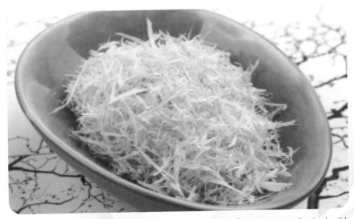

竹茹是一种中药，也叫竹皮、青竹茹，是禾本科植物青秆竹、大头典竹或淡竹的茎秆的干燥中间层

易容膏

验方组成： 麻油250克，乳香30克，松节30克，松脂黄30克，白及30克，川升麻30克，白蔹15克。

美颜功效： 祛风清热，解毒润肤，治疗面部黑斑及粉刺等面部疾患。

制用DIY： 先捣升麻、白蔹为细末，过筛。以麻油煎松节、白及，至白及色黄，滤去滓，入松脂、黄蜡，又煎令熔化，即入乳香、升麻、白蔹末，稍熬成膏，趁热倾入瓷器内收贮。洗脸后涂面。

附记： 引自《普济方》。

方解心悟： 本方乳香、松节、松脂均是芳香之品，能敛疮解毒，白及、升麻、白蔹清热祛风，诸药并用，适宜于粉刺且油脂分泌较少者。

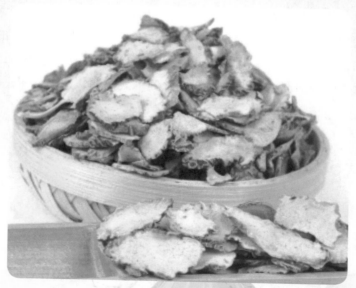

白及自古就是美容良药，被誉为"美白仙子"，可治疗痤疮、体癣、疤痕等皮肤病

枸杞子散

验方组成：枸杞30克，白茯苓30克，杏仁30克，防风30克，细辛30克，白芷30克。

美颜功效：祛风润肤，白面，治疗粉刺、面部黑斑。

制用DIY：上药研细为末，以白蜜和匀，贮瓶备用。夜卧时，先用温水洗面，敷之，次晨温水洗去。

附记：引自《普济方》。

方解心悟：枸杞含有美容必需的维生素 A、B$_1$、B$_2$、C，又以维生素 A 和维生素 C 含量最高，能使皮肤润滑，防止皮肤细胞衰老，减少皮肤色素沉着。如《药性论》所说："能和益诸精不足，易颜色，变白。"白茯苓除䵟，杏仁、防风、细辛、白芷均为治疗面部黑斑之品，再加以润肤之白蜜，共同起到滋润皮肤、悦白面容、治疗面部黑斑的作用。服药期间尽量减少日晒风吹，则美容效果更好。

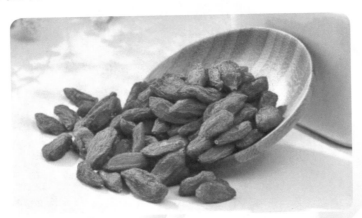

枸杞能使皮肤润滑，防止皮肤细胞衰老，减少皮肤色素沉着

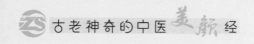

面斑粉刺方

验方组成：白僵蚕、黑牵牛各等份。

美颜功效：祛风除热，治疗面部黑斑及粉刺。

制用DIY：二药研细为末，和蜜，贮瓶备用。每晚薄涂面部，次晨温米泔水洗去。

附记：引自《寿世良方》。

方解心悟：肺主皮毛，若风热之邪客之，则面色不光润，雀斑、黧黑斑、粉刺由此而发。白僵蚕去皮肤诸风，故能除野、平痤。黑牵牛为峻下逐水之药，外用有除热祛风之功，古方书常用黑牵牛以美容。

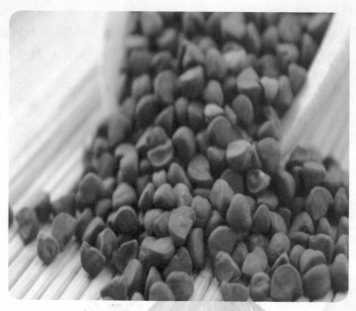

黑牵牛为峻下逐水之药，外用有除热祛风之功，
古方书常用黑牵牛以美容

麝香膏

验方组成：麝香 60 克，当归 30 克，附子 30 克，川芎 30 克，白芷 30 克，赤芍 30 克，细辛 6 克，杜衡 6 克。

美颜功效：祛风活血，治疗面部黑斑粉刺。

制用 DIY：除麝香外余药均切细，用腊月猪脂 400 克合煎诸药，至白芷成黄色，滤去药渣油渣，候冷加入麝香粉，搅拌均匀即成。每日三次，敷面部。

附记：引自《刘涓子鬼遗方》。

方解心悟：一般而言，粉刺及雀斑、黄褐斑、黧黑斑等面部黑斑多与热邪有关，但亦可单纯因风邪侵袭面部皮肤，使气血失和、血脉瘀滞而发生。本方即运用于此种情况产生的粉刺和黔䵟。方以麝香为主药，芳香走窜，通络散郁，可调和气血，但麝香为名贵药，其用量太重，一般人难以负担，可视情况而定用量。白芷、细辛、杜衡祛除风邪；麝香、川芎、芍药、当归活血行瘀；附子性温，能通行十二经络，既可帮助解表药祛除风邪，又能协助活血药祛除瘀血，全方药物配合，共同起到祛风活血、平痤除䵟的作用。原书芍药末分赤白，从本方作用来看，应为赤芍。另外，因本方含有芳香走窜、通关透窍甚强的麝香，故孕妇忌用。

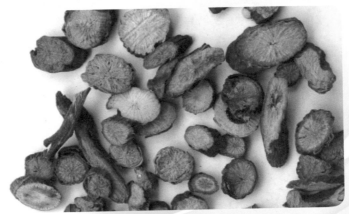

川芎具有活血化瘀、祛风散寒、止痛解毒之效，同时可以润泽肌肤、祛风活血、祛斑疗疮，以达美容之功

润面红颜膏

验方组成：猪胰 5 具，芜菁子 60 克，栝蒌子 150 克，桃仁 90 克。

美颜功效：清热活血，润肤防裂，红颜白面，治疗面部雀斑、黧黑斑、黄褐斑。

制用 DIY：先将猪胰渍尽血水，以酒和上药，加温至猪胰熟，捣为膏，贮瓶备用。每晚临卧时涂敷面上，次早温水洗去。

附记：引自《备急千金要方》。

方解心悟：本方的特点是重在润养面部皮肤以达到美容的目的。其中猪胰是民间女性滋润手面、防止皲裂的常用药；桃仁、栝蒌子均富含脂肪油，具有润养面部的作用，且桃仁尤能活血，配以白酒通血脉，能促进面部血液循环，有利于药物有效成分的吸收；芜菁子能清除面部之热邪。五药合用具有清热活血、润肤防裂的作用，对面部的疾患如雀斑、黧黑斑、黄褐斑亦有一定的治疗作用，原方谓应"慎风日"，意在减少面部风吹日晒，以免影响疗效。

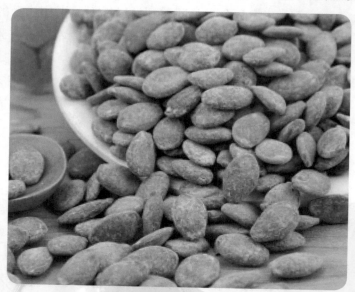

栝蒌子富含脂肪油，具有润养面部的作用

茯白膏

验方组成：茯苓、白石脂各等份。

美颜功效：白面，润肤，减皱，治疗雀斑、黧黑斑、黄褐斑等面部疾病。

制用 DIY：上药研为末，白蜜和匀，贮瓶备用。涂搽面部，每日三次。

附记：引自《补辑肘后方》。

方解心悟：白石脂为硅酸盐类矿物，又名白陶土、高岭土，一般药物书上仅载其内服之功用，现在证实其能悦白皮肤，国内外已普遍使用于增白面部皮肤。民间有单用一味白石脂为末，水调敷面，去面上皱纹。茯苓亦能除黯，本方极为简便实用。

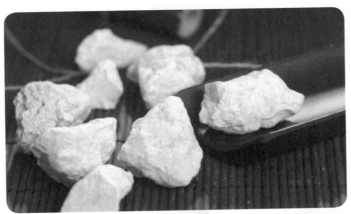

白石脂为硅酸盐类矿物，现在证实其能悦白皮肤，
国内外已普遍用于增白面部皮肤

益母草涂方

验方组成： 益母草 500 克。

美颜功效： 活血祛瘀，白面润肤，治疗雀斑、黧黑斑、粉刺。

制用 DIY： 将益母草切成短节，晒干，烧灰，再用醋和为丸；烧通赤，如此 7 次。研细过筛，用蜜和匀，贮于瓷盒中备用。每晚临卧前，先以温米泔水洗面，再用药涂之。

附记： 引自《普济方》。

方解心悟： 雀斑、黧黑斑、粉刺无不与血中热毒瘀滞经络有关。益母草，为唐代武则天喜用的美容药物，有清热凉血、活血祛瘀的作用，再补以陈醋散瘀解毒，米泔水白面去油腻，使热清毒解，血行瘀散而平痤除黯，悦白面容。

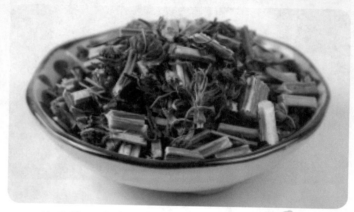

益母草，为唐代武则天喜用的美容药物，有清热凉血、活血祛瘀的作用

祛风润面散

验方组成： 绿豆白粉6份，山柰4份，白附子4份，白僵蚕4份，冰片2份，麝香1份，肉皂角200克。

美颜功效： 祛风润面，治疗面部黑斑、粉刺、酒渣鼻。

制用DIY： 上药共研极细末，兑肉皂角200克，捣匀，密贮瓶中备用。每日早晚擦洗面部。

附记： 引自《慈禧光绪医方选议》。

方解心悟： 本方为清朝宫廷美容方，由三组药组成：绿豆白粉能润皮肤，国外研究证明其对面疮、面斑有良效，白附子、僵蚕祛风，可治疗粉刺、酒渣鼻；山柰、冰片、麝香均为芳香之品，既能散郁、促进面部血液循环，又借其芳香以香身面；肉皂角可除垢，常用洗脸可起到对面部及其疾病的保健治疗作用。

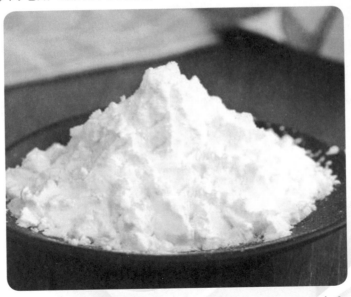

绿豆白粉能润皮肤，外用对治疗面疮、面斑有良效

去斑膏

验方组成： 大枫子仁 30 克，杏仁 30 克，核桃仁 30 克，红粉 30 克，樟脑 30 克。

美颜功效： 祛风活血，滋润皮肤，治疗酒渣鼻、粉刺、黄褐斑。

制用 DIY： 先将三仁同捣极细，再加红粉、樟脑一同研细如泥，加麻油少许调匀。贮于瓷瓶中备用，每日涂搽一次。

附记： 引自《朱仁康临床经验集》。

方解心悟： 大枫子仁为大风子科植物大风子的成熟种子，有祛风攻毒作用，为治面部疾病的要药；杏仁祛头面诸风而治渣疮；核桃仁、芝麻油皆主滋润肌肤；樟脑芳香，有祛风、活血散瘀之效。红粉，中药书上有两种，一为蓼科植物珠芽蓼和圆穗蓼的根茎，一为红升丹，当以后者为是。红升丹功在拔毒生肌，对金黄色葡萄球菌、链球菌、绿脓杆细均有不同程度的抑制作用。总之，五药合用，有祛风活血、润肌消斑之效，可治疗酒渣鼻、粉刺、黄褐斑等。

红升丹是用水银、硝石、白矾等升华而成，主要含氯化汞。因此，制作使用本方时应注意：（1）原方剂量太大，一般用量占全方剂量的十分之一左右，或更少为宜，多则引起皮炎。故本方红粉可减至 10 克。（2）涂搽时，不要离口、眼太近，以免入口中毒，或损伤眼睛，且应先涂小片，如无皮肤过敏，再大片搽之。对汞剂有过敏史者忌用。（3）本方制好后，一定要贮于瓷瓶中，以免受潮或阳光照射变质。

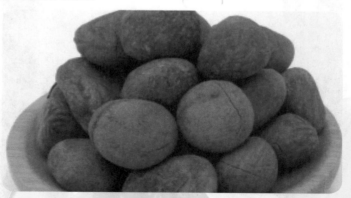

大枫子仁为大风子科植物大风子的成熟种子，有祛风攻毒作用，为治面部疾病的要药

美容膏

验方组成: 防风10克, 零陵香10克, 藁本60克, 白及30克, 白附子30克, 花粉30克, 绿豆粉30克, 僵蚕30克, 白芷30克, 甘松15克, 山柰15克, 茅香15克, 肉皂角适量。

美颜功效: 祛风通络, 散郁消肿, 治疗雀斑、粉刺、酒渣鼻等面部疾病。

制用DIY: 肉皂角去皮筋, 并上药研细为末, 白蜜和匀, 贮瓶密封备用。随时涂搽面部。

附记: 引自《简明医彀》。

方解心悟: 本方的特色在于: 既有防风、藁本、白及、白附子、白芷、僵蚕以祛除面部风邪, 又有零陵香、茅香、山柰、甘松芳香避秽、通络、散郁; 更配以肉皂角去油腻, 蜂蜜润肤, 组合得当, 涂搽于面, 既能治疗雀斑、粉刺、酒渣鼻, 又芳香宜人, 若加少量朱砂以红颜, 则美容效果更佳。本方药味芳香, 宜密贮瓶中, 以免香气散逸。因方中含有肉皂角, 故尤宜于油性皮肤之人。

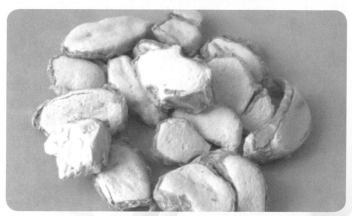

山柰外用既能祛除面斑, 润泽颜色, 又能祛风邪、除口臭、止牙痛, 治牙黑黄、牙痛

萱草膏

验方组成：萱草花（曝干）210克，白蜜60克。

美颜功效：清热凉血，滋润皮肤，治疗粉刺。

制用DIY：捣萱草花极细，与蜜调匀，贮于瓷盒中备用。每晨洗面后，涂于面上。

附记：引自《普济方》。

方解心悟：萱草花为百合科植物萱草、黄花萱草或小萱草的花蕾。外用能凉血，清解血中的热邪，对粉刺有较好的治疗作用。另外，据现代药理研究，萱草花含有美容作用的维生素A、B、C、蛋白质和多种氨基酸，再加白蜜，故本方除治疗粉刺，还有润肤、白面的保健美容作用。

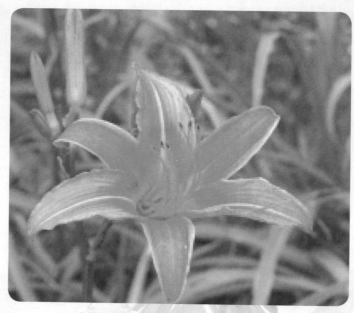

萱草花外用能凉血，清解血中的热邪，对粉刺有较好的治疗作用

五倍子膏

验方组成： 漏芦 30 克，五倍子 30 克，黄檗 30 克。

美颜功效： 清热泻火，消肿解毒，治疗粉刺。

制用 DIY： 上药研为细末，白蜜和匀，贮瓶备用。夜卧调涂面部，次晨温米泔水洗去。

附记： 引自《普济方》。

方解心悟： 本方清火解毒力特别强。漏芦清热解毒、消肿排脓；五倍子敛肺降火，解热毒；黄檗清热、泻火、解毒，且对金黄色葡萄球菌、链球菌有抑制作用，故既能治已经形成的粉刺，又能预防粉刺感染化脓，是一首药简效宏的方剂。

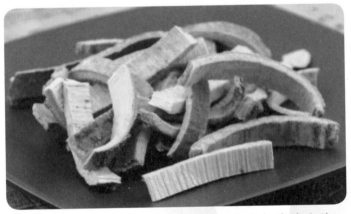

黄檗清热、泻火、解毒，且对金黄色葡萄球菌、链球菌有抑制作用，故既能治已经形成的粉刺，又能预防粉刺感染化脓

鹿脂膏

验方组成：鹿脂不拘多少。

美颜功效：滋润皮肤，治疗粉刺。

制用DIY：熬取鹿脂，冷凝后，贮瓶备用。涂敷面上，每日二次。

附记：引自《太平圣惠方》。

方解心悟：鹿脂，为梅花鹿的脂肪油，具有润肤除痤的功用。《中国医学大辞典》载："疗面疱疮，频频涂之。"

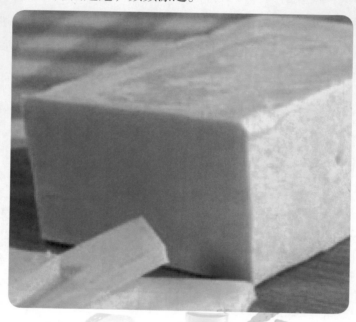

鹿脂，为梅花鹿的脂肪油，具有润肤除痤的功用

红膏

验方组成：朱砂 30 克，麝香 3 克，牛黄 3 克，雄黄 1 克，猪脂适量。

美颜功效：祛风通络，清热解毒，润泽皮肤，治疗粉刺。

制用 DIY：上药研为细末，和匀，以洁白猪脂和为膏。密贮瓶中备用。薄敷面上。

附记：引自《太平圣惠方》。

方解心悟：本方治疗粉刺的主要药物是牛黄和雄黄，二味均具祛风、清热、解毒之效；麝香芳香通络，有助于祛除风热之邪；朱砂与猪脂可润泽皮肤。由于本方有朱砂，故有一定的化妆美容效果，可常敷。原方麝香、牛黄用量达 15 克之多，二者均为名贵药材，一般人难以承担，故酌减为 3 克。另外，本方有麝香，孕妇禁用。

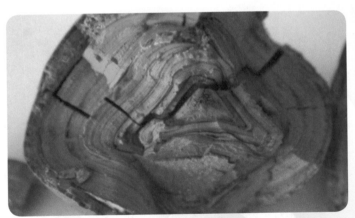

牛黄气清香，味微苦而后甜，性凉，可用于解热、解毒、定惊

羊胆膏

验方组成： 羊胆汁 90 克，猪脂 90 克，细辛 1 克。

美颜功效： 祛风解毒，润肤泽面，治疗粉刺。

制用DIY： 羊胆入猪脂内搅匀，细辛磨为细粉。三药合煎，至膏软硬适中，候冷备用。睡前洗面后涂之，次晨以温米泔水洗去。

附记： 引自《普济方》。

方解心悟： 该方的主药为羊胆汁，苦寒无毒，有清火解毒之功，《备急千金要方》谓其"主诸疮"，可预防和治疗面部疮疖，使面部洁净。胆汁主要含胆酸，对油脂有较强的乳化效力，故该方虽使用猪油，但因被乳化，故在使用时没有油腻感。胆汁施用于油性皮肤，可乳化皮肤油脂，使灰尘等含菌物不在皮肤上沉积，起到洁净面部皮肤的作用。

该膏味稍苦，应避免涂搽唇周。

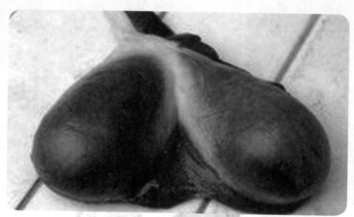

羊胆汁，苦寒无毒，有清火解毒之功，可预防和治疗面部疮疖，使面部洁净

面脂方

验方组成：细辛 30 克，玉竹 30 克，辛夷 30 克，川芎 30 克，白芷 30 克，黄芪 30 克，山药 30 克，白附子 30 克，栝蒌 3 克，木兰皮 3 克，猪油（已炼过无滓者）500 克。

美颜功效：祛风活血，润泽皮肤，治疗面部黑斑、粉刺、酒渣鼻。

制用 DIY：上药除猪油外，切细，以绵裹用酒浸药一宿，入猪油煎之。煎前取一片白芷在油中，候白芷色黄去除药渣，贮瓶备用。每日二次，洗面后涂于患处。

附记：引自《肘后备急方》。

方解心悟：本方的特点在于功用齐全，方中既有祛风活血、治疗面部黑斑的白芷、辛夷、白附子、细辛、川芎，又有生肌、润皮毛的黄芪、山药、猪脂，还有能清热、去面热赤疮酒渣的栝蒌、木兰皮，故本方对多数面部疾患如粉刺、酒渣、雀斑、黧黑斑等有治疗作用，更重要的是如原方所说的能"治人面无光润，黑皯及皱。"

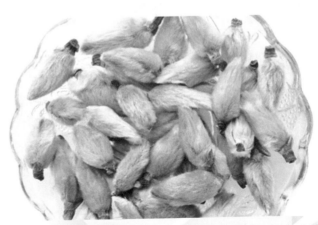

辛夷辛温，温通宣达，散风行湿，善治皮肤及头面部损容性疾病

独仙鹿角膏

验方组成： 鹿角、猪脂各适量。

美颜功效： 散热行血，消肿，润肤，治疗雀斑及粉刺。

制用 DIY： 鹿角烧灰，和以猪脂，贮瓶备用。每夜临睡薄涂面部，次晨温水洗去。

附记： 引自《良方集腋合璧》。

方解心悟： 鹿角应生用之，功在散热、行血、消肿，对面部雀斑、粉刺有治疗作用，和以润肤的猪脂成膏，亦可滋润皮肤。

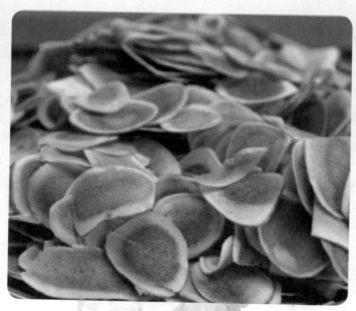

鹿角应生用之，功在散热、行血、消肿，对面部雀斑、粉刺有治疗作用

浮水膏

验方组成：浮萍150克，白蜜适量。

美颜功效：祛风清热，滋润皮肤，治疗粉刺、雀斑。

制用DIY：浮萍去除杂草泥土，洗净晒干，研为极细末，用蜜调为软膏，入瓷盒中贮存备用。每夜睡前涂面，次晨温水洗去。

附记：引自《普济方》。

方解心悟：浮萍分紫萍与青萍两种，其集祛风、清热、解毒于一身，是治疗粉刺较好的药物；用白蜜调和为膏，又可白面润肤。由于青萍含有助美容的维生素 B_1、B_2、C，若欲以白面润肤为主，应选青萍入药。

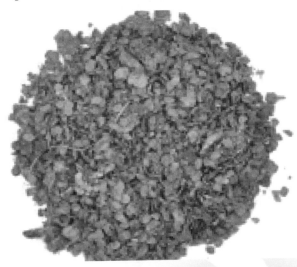

浮萍集祛风、清热、解毒功效于一身，是治疗粉刺较好的药物

治面生雀斑方

验方组成：紫茉莉子 30 克，白蜂蜜适量。

美颜功效：润肤，治疗面部雀斑、粉刺。

制用 DIY：先将紫茉莉子剥去壳，取种子内的胚乳，研成极细粉，用白蜂蜜适量调成软膏状，贮瓶备用。洗脸后取适量涂擦患处，每日早、中、晚各一次。

附记：引自《中草药外治验方选》。

方解心悟：紫茉莉又名胭脂花，紫茉莉子即其种子去壳后的胚乳，白色粉质状，含丰富的脂肪、淀粉、亚油酸，亚油酸又名美容酸，故《本草纲目拾遗》说"取其粉可去面上斑痣粉刺。"对皮肤某些细菌具有抑制作用。

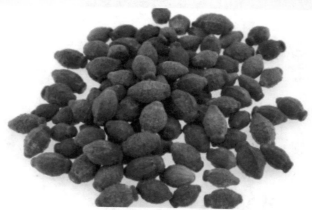

紫茉莉子具有清热化斑、利湿解毒之功效，用于治疗面生斑痣、脓疱疮

治面上粉刺立愈方

验方组成：桃花、冬瓜仁各等份。

美颜功效：清热活血，滋润皮肤，治疗雀斑、粉刺。

制用DIY：上药研为细末，白蜜和匀，贮瓶备用。临卧时涂面，次晨以温水洗去。

附记：引自《万病验方大全》。

方解心悟：桃花为历代美容常用之品。在《千金要方》中极赞桃花美容之功，认为以酒渍桃花，服之好颜色，令百岁老人面如少女，光泽洁白。粉刺、雀斑均可由肺经血热郁于皮肤而发。桃花活血，冬瓜仁清热，意在使热清血行、气血调和而达到治疗粉刺、消除雀斑的目的。另外，桃花当于花粉散失前采之，这样，可发挥花粉的美容作用。

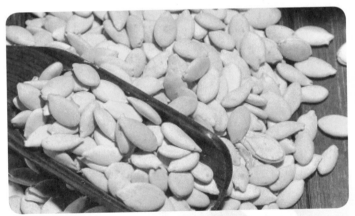

冬瓜仁能润泽皮肤、驻颜悦色，治容颜憔悴，可单味应用，内服、外用皆可

雀子斑方

验方组成：蓖麻子仁 3 克，密陀僧 3 克，硫黄 3 克。

美颜功效：消肿拔毒，润肤白面，治疗雀斑。

制用 DIY：上药共研为细末，羊髓和匀，贮瓶备用。夜卧敷面，次晨以温水洗去。

附记：引自《疮疡外用本草》。

方解心悟：蓖麻仁外用，自古称其有拔毒之力，故外科阳证疮疡常用此药；密陀僧消肿毒；硫黄杀虫抑菌，和以羊髓滋润皮肤。四药合用，具有消肿拔毒、去斑白面的作用。

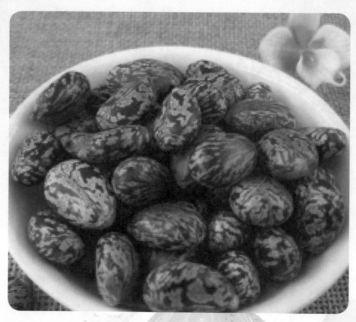

蓖麻仁外用，自古称其有拔毒之力，故外科阳证疮疡常用此药

雀卵面斑膏

验方组成：鸬鹚骨、白芷各适量。

美颜功效：祛风清热，治疗雀斑。

制用DIY：将鸬鹚骨烧灰，白芷研细为末，二药和以猪脂为膏，贮瓶备用。每晚薄涂面部，次晨温水洗去。

附记：引自《摘玄方》。

方解心悟：鸬鹚广布我国各地，古方书均谓其骨可治雀斑面斑，但未说明其道理，可能是其性凉而能清热之故。白芷为古代美容去斑之要药，现在证实其美容机理在于能抗酪氨酸酶而减少黑色素的形成。猪脂润肤。三药合用，共奏祛风、祛斑、除黯之效。

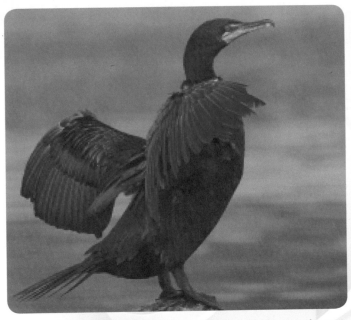

鸬鹚广布我国各地，古方书均谓其骨可治雀斑面斑

面上粉刺方

验方组成：轻粉 3 克，白芷 3 克，白附子 3 克，防风 3 克。

美颜功效：祛散风邪，治疗粉刺，酒渣鼻。

制用 DIY：上药为末，以蜜和匀，贮于瓷瓶中备用。每于洗面时涂搽数次，临睡时又重洗面涂搽之。

附记：引自《国医灵验方案大全》。

方解心悟：本方重在祛除面部风邪，而达到治疗粉刺、酒渣鼻的目的。其中白芷、白附子、防风均为古方常用的祛风美容品；轻粉既能祛风，又能杀虫，防止粉刺、酒渣鼻并发细菌感染，但涂擦时应远离眼、口、鼻黏膜，以免造成这些部位的损伤。原方谓"三日消痕灭迹"，言其见效迅速。

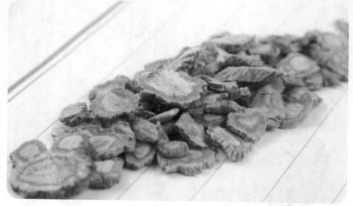

防风既可内服，亦可外用，对于雀斑、粉刺等疾患有良好的治疗作用

木兰膏

验方组成：木兰皮 30 克，防风 30 克，白芷 30 克，青木香 30 克，牛膝 30 克，独活 30 克，藁本 30 克，当归 30 克，芍药 30 克，杜衡 30 克，辛夷 30 克，川芎 30 克，细辛 30 克，麝香 0.5 克，附子 1 克。

美颜功效：祛风活血，治疗粉刺、酒渣鼻。

制用 DIY：除麝香、白芷外，余药切碎，以腊月猪脂 560 克，微火煎令白芷色黄，去滓，下麝香末，搅令匀，候冷备用。每日三次，敷患处。

附记：引自《刘涓子鬼遗方》。

方解心悟：《神农本草经》说，木兰皮"主身有大热在皮肤中，去面热赤疱酒渣"。此方用木兰命名，其意显而易见。唯方中麝香通窍，而有堕胎作用，故孕妇忌用。

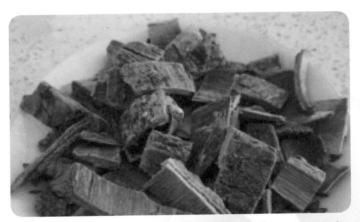

木兰皮为木兰科植物辛夷的树皮，外用可治酒疱、酒皶、面疱

灭瘢方

验方组成： 丹参、羊脂各适量。

美颜功效： 灭瘢，润颜，红颜。

制用 DIY： 二药切细，同煎，至丹参中心变白即止，滤去渣，候冷备用。搽面。

附记： 引自《千金翼方》。

方解心悟： 丹参的主要功效是活血祛瘀，能促进面部血液循环而达到祛瘀、生新、灭瘢之目的。正常皮肤使用，可促进细胞新陈代谢，推迟皮肤衰老。同时丹参本身为红色，熬制后红色紫草素溶于油中，具有化妆美容作用。

原方未注明二药分量，可按此处理：先将羊脂溶化，投入切碎的丹参，以油能浸过丹参为度。

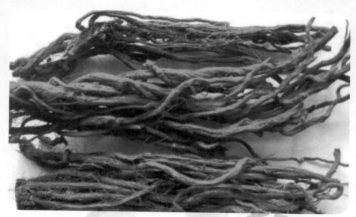

丹参的主要功效是活血祛瘀，能促进面部血液循环，达到祛瘀、生新、灭瘢之目的

硫槟散

验方组成：硫黄、槟榔各等份，片脑少许。

美颜功效：祛风散郁，治疗酒渣鼻。

制用DIY：上药研为细末，贮瓶备用。取药末，以少量蓖麻油和调，绢包涂搽面部，每日搽之。

附记：引自《瑞竹堂经验方》。

方解心悟：硫黄杀虫抑菌，为治疮疡的常用药；槟榔"主一切风"（《日华子本草》）；片脑即冰片，通诸窍，散郁火，消肿，主风疮黔黯；蓖麻油既能拔病气外出，又可润肤。三药合而用之，有祛风散郁、拔毒杀虫的功效，对酒渣鼻有较好的治疗作用。需注意的是，使用本方时，应避免药物进入口、眼、鼻。

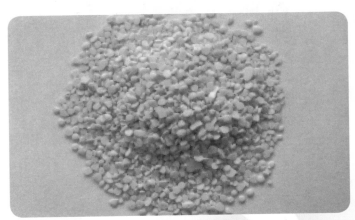

硫黄能杀虫抑菌，为治疮疡的常用药

酒渣方

验方组成：曼陀罗花适量。

美颜功效：祛风、解毒、消肿，治疗酒渣鼻。

制用DIY：取新鲜曼陀罗花洗净，捣为泥。薄涂患处。

附记：引自《普济方》。

方解心悟：曼陀罗花为茄科植物白曼陀罗或毛曼陀罗的花，外用治粉刺、酒渣鼻，取其祛风、解毒、消肿之功。《卫生易简方》单用此药晒干研末，治面上生疮，少许贴之。

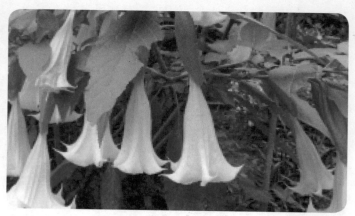

曼陀罗花为茄科植物白曼陀罗或毛曼陀罗的花，能祛风、解毒、消肿，外用可治粉刺、酒渣鼻

养容丸

验方组成： 白菊花 30 克，梨汁半碗，白果 30 克，白蜜 30 克，人乳半碗。

美颜功效： 祛风润肤，白面养容，兼治面部雀斑、酒渣鼻等。

制用 DIY： 先将白菊花、梨汁以好酒煮浓汁，再将白果捣烂，并白蜜、人乳研匀为膏，贮瓶备用。每晚临卧时涂面，次晨洗去。

附记： 引自《验方五千种》。

方解心悟： 本方是保健美容与治疗美容并重的方剂，方中以白蜜、人乳、梨汁以滋润面部皮肤；白菊花、白果能祛风拔毒，可治疗面部雀斑、酒渣等。五药合用，共同起到去疾益颜美容的作用。

此方组方及所选药物均很精当，五药均有较明显的美容作用，适宜普遍使用。

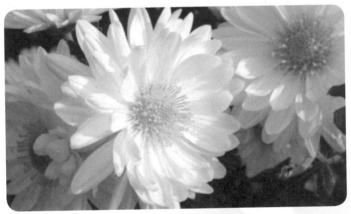

菊花，性微寒，味苦甘，有清肝明目、抗菌消炎之功，又是护肤美容之上品

楸木皮膏

验方组成：楸木皮 2500 克。

美颜功效：生肌、散结，治疗白癜风。

制用DIY：上药细切，以水适量，煎煮两小时左右，滤去滓。慢火再煎如糊膏，贮瓶备用。取膏涂患处，每日 2 ~ 3 次。

附记：引自《太平圣惠方》。

方解心悟：楸木皮，又名揪白皮、楸木白皮。本品性寒，有清热散结的作用，古方常煎膏，治痈疽、恶疮。《本草纲目拾遗》认为它能"生肌肤，长筋骨"，故用它来治疗白癜风是适合的。

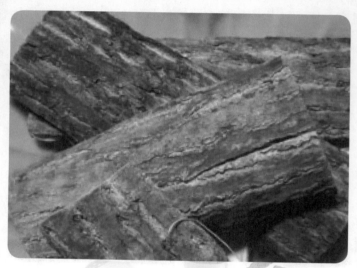

楸木皮性寒，有清热散结的作用，古方常煎膏，治痈疽、恶疮

胡桃涂方

验方组成：初结青胡桃 1 颗，硫黄 3 克。

美颜功效：润肤除湿，治疗白癜风。

制用 DIY：青胡桃只用外皮，硫黄研为细末，合胡桃外皮共捣为膏，贮瓶备用。涂患处，每日三次。

附记：引自《普济方》。

方解心悟：青胡桃皮，又称青龙衣，既可润肤，又有使白癜风颜色加深的作用，古人常用来染发乌须，配以硫黄除湿，对白癜风有一定治疗作用和局部染色作用。

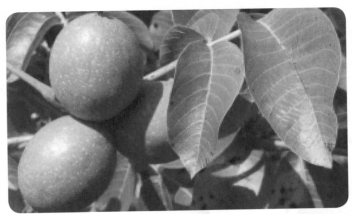

青胡桃皮，又称青龙衣，既可润肤，又有使白癜风颜色加深的作用，古人常用来染发乌须

苦参膏

验方组成： 苦参、食盐各等份。

美颜功效： 清热除湿，治疗白癜风。

制用DIY： 上药捣为末。以酒500毫升，煎至200毫升左右，入药搅匀，慢火再煎成膏。每次用时，先用洁净纱布揩患处令赤，取膏涂之。

附记： 引自《圣济总录》。

方解心悟： 湿热所致白癜风患者常为年轻人，多发颜面，日晒或遇热，肤痒尤重，严重影响面部美容。本方即为此而设，方以苦参清热燥湿，配伍食盐除热止痒，既可消除病因，又可缓解症状。

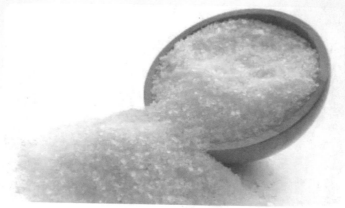

食盐洗脸可以有效清理肌肤内的毒素和垃圾，达到亮白肌肤的作用

治面痣方

验方组成： 益母草灰、肥皂荚各适量。

美颜功效： 祛风活血，消肿除痣，兼治雀斑、粉刺。

制用DIY： 将肥皂荚蒸熟去筋膜，捣和益母草灰，贮瓶备用。每日早晚用膏洗面，如香皂使用。

附记： 引自《援生四书》。

方解心悟： 面痣，是风邪搏于血气，气血运行受阻而生。益母草活血化瘀；皂荚既能祛风消肿，又能除垢去污，二药配伍久用可使风气祛、血气和而消除面痣。本方药少，制作简便，不妨一试。

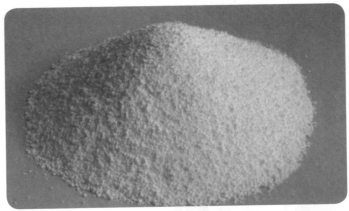

益母草灰是一种草木灰碱，可为面部、双手清洁皮肤表层的死皮、毛孔中的油垢

黑痣膏

验方组成： 黎芦 150 克。

美颜功效： 祛风止痒，去恶肉，除黑痣。

制用 DIY： 用水一大碗，淋黎芦灰，取灰汁于铜器之中，以重汤煮成膏。以针微拨破痣处点之。

附记： 引自《普济方》。

方解心悟： 黎芦，古方多用作催吐之药。在此外用则起祛风止痒、去恶肉、除黑痣的作用，且效果较好。原书谓"点之者不过两次，神验。"重汤，又叫隔汤，即将盛药水之器皿坐放于大盆之滚汤中煮，达到使水汽慢慢蒸发的效果。

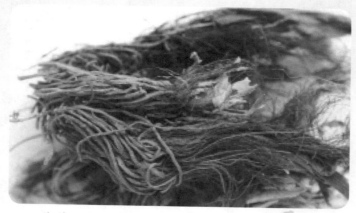

黎芦，古方多用作催吐之药，在此外用则起祛风止痒、去恶肉、除黑痣的作用

黑布药膏

验方组成：黑蜡 5000 毫升，蜂蜜 375 毫升，五倍子 1250 克，蜈蚣 20 条，冰片 6 克。

美颜功效：祛风散热，解毒散瘀，软坚消肿，治疗面部瘢痕。

制用 DIY：蜈蚣焙研为末，五倍子、冰片分别研为细末。将醋置平底砂锅内，炭火加热，或水煮一小时，入蜂蜜再煮 10 ~ 15 分钟。用小粗罗缓缓筛入五倍子粉，边筛边搅，文火煮 10 ~ 20 分钟，待稍凉，加蜈蚣末及冰片末，搅匀成膏，贮瓶备用。先用茶汁清洁局部瘢痕处，将上药涂于此处，然后以黑布盖之，半小时即粘牢，每日换药一次。

附记：引自《疮疡外用本草》。

方解心悟：古人认为瘢痕的产生，是风热毒气冲注肌肉，尚未全散而成。本方蜈蚣善搜经络之风邪；冰片能搜风，开窍通经，散郁热火毒；五倍子集散瘀、解毒、软坚、消肿于一身；蜂蜜滋润皮肤。诸药合用，能起到强有力的祛风散热、解毒散瘀、软坚消肿的作用，对于因风热毒邪而形成的瘢痕有很好的治疗作用。但使用时应注意几点：（1）涂药时，勿触及健康皮肤，以免药膏损伤健康皮肤。（2）换药时，若不易揭下，先以茶汁闷湿后再揭。（3）治疗瘢痕病程较长，因此使用本膏连续治疗。（4）治疗期间，应忌酒类及酸辣等刺激物，以免资助热毒，影响疗效。

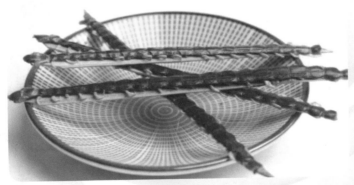

蜈蚣是一种虫类的中药，是具有毒性的，能够息风镇痉、通络止痛

145

（四）汉方糊剂护容颜永不衰老

　　汉方糊剂是指将具有保健美容或治疗美容作用的生药加工捣研成细末，再用液体药（油液除外）作赋形剂，制成泥糊状之半固体药剂。这种药剂系以药粉为主要成分，并且有细腻、可涂展、易干粘着和干燥的特点，与现代药剂学中所说的在油脂中含有 20% 的粉末之糊剂不同。汉方糊剂含多量粉末，一般不妨碍皮肤的正常排泄，故适应面较广，各种性质皮肤的人均可使用。除了酒调或醋调制备而成的糊剂外，其他种类一次制备不宜太多，并应贮于阴凉处，以免药剂腐坏变质；或先研为末，用时再调成糊剂亦可。

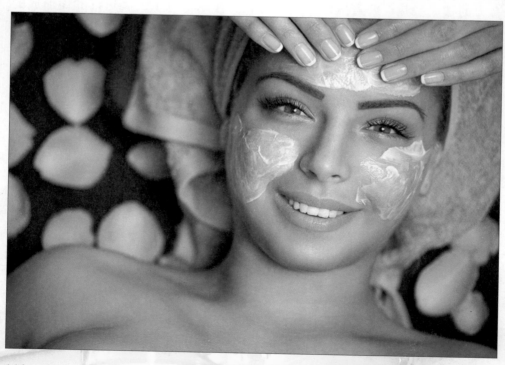

玉容粉

验方组成： 绿豆粉 60 克，滑石 60 克，元明粉 30 克，白丁香 30 克，白附子 30 克，白芷 30 克，白僵蚕 30 克，朱砂 4.5 克，铅粉 9 克，冰片 1.5 克。

美颜功效： 祛风清热，解毒消肿，散瘀润肤，白面红颜，治疗面部黑斑及粉刺。

制用 DIY： 将上药研为细末，贮瓶备用。每日早晚将面洗净，用粉 1.5 克左右，以人乳调敷面上。如无人乳，用鸡蛋清兑水少许调之亦可。

附记： 引自《清宫秘方大全》。

方解心悟： 本方为清代宫廷美容方。面上诸疾，多与血热、火毒瘀滞皮肤、血络有关，尤其是影响美容的粉刺、面部黑斑更是如此。本方以僵蚕、白附子、白芷祛风，且白芷有消除黑色素沉着的作用；绿豆润肤；铅粉解毒，能腐蚀掉面部黑斑；冰片善于宣散郁热火毒，消散结肿；元明粉即玄明粉，与滑石共用泻热消肿毒；白丁香为文鸟科动物麻雀的粪便，以其辛散而有拔出皮肤中火毒的作用；朱砂色赤，清火解毒，通血脉，悦泽人面。总之，本方从祛风、散瘀、清热、解毒、消肿、散结、润肤等方面预防面部黑斑、粉刺等疾的发生，对面部有较好的保健美容作用，即使面部黑斑、粉刺已经形成也能治之。值得指出的是，本方研细为白色的粉末，少和红色的朱砂，调以白色人乳，白里透红，莹洁光亮，敷之于面，极为熨帖自然，能收到很好的化妆美容效果，一经涂上，可以较长时间保留，真不愧为一首配伍周到、预防保健、治疗以及化妆美容效果极佳的皇家美容方剂。需要注意的是，使用本方时，忌食椒、姜、羊肉、烟、酒等辛热之物。

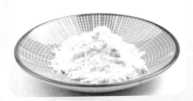

滑石有保健美容功能，可用于各种润肤粉、美容粉、爽身粉、珍珠粉等，但一定要用药用滑石粉

珍珠粉

验方组成：珍珠不拘多少。

美颜功效：润肤白面，治疗面部黑斑。

制用DIY：将珍珠研为极细粉末，以人乳或牛乳和匀，贮瓶备用。每日敷面。

附记：引自《古今图书集成·医部全录》。

方解心悟：珍珠美容，以天然者为佳。据说当年艺术大师梅兰芳虽年近半百，还能扮演如花似玉的少女，就与他长期使用珍珠粉搽脸有关。其实，我国人民很早就开始使用珍珠粉治疗面部黑斑、润肤美容，唐代李珣在他著的《海药本草》中，载有珍珠"主明目，除面黡"的美容作用。珍珠有清热、解毒、生肌之功，可滋润皮肤，防止外邪侵袭和治疗面部黑斑。现代科学研究证实，珍珠中有人体必不可少的十几种微量元素。这些微量元素可透过表皮细胞的间隙和腺体而被吸收，从而改善肌肤的营养，增强皮肤细胞的活力和弹性，促进细胞的代谢，使肌肤健美，延缓老化。

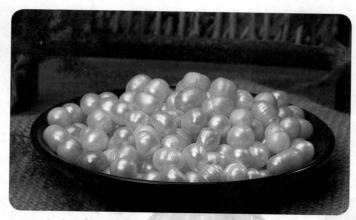

珍珠有清热、解毒、生肌之功，可滋润皮肤，防止外邪侵袭，治疗面部黑斑

香肥皂

验方组成： 藿香 30 克，甘松 30 克，冰片 30 克，细辛 30 克，大枣 30 克，猪胰 30 克，白芷 30 克，大皂荚（去皮筋及子）250 克。

美颜功效： 润颜，白面，香肤，除垢，治疗面部黑斑。

制用 DIY： 大枣水煮至熟，藿香、甘松、细辛、白芷捣为细末，诸药混合捣为膏。如太干则加煮枣水调成稀糊状，瓷器盛，密闭贮存。每日洗面作香皂使用。

附记： 引自《鲁府禁方》。

方解心悟： 香肥皂是我国古代人民洗面用的一种既可去油污，又可护肤保健、防止面疾的日用品。本方大皂荚用量较重，大皂荚即肉质厚的皂角，有去油污的作用，用之洗面，可以祛除面部油腻污物，使面部皮肤洁净；猪胰润肤除皱防裂；细辛、白芷祛除面部皮肤的风邪，白面，治疗面部黑斑；藿香、甘松、冰片均是芳香之品，不仅能通络，促进面部血液循环，有利于皮肤的新陈代谢，而且有香肤的作用。此方对油性皮肤的人来说，用作洗脸香皂是极为适宜的。

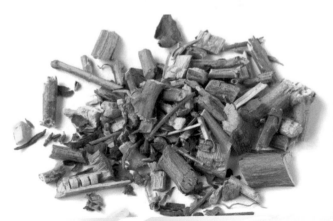

藿香为历代美容方中所常用，大多取其气味芳香、化浊除臭之功，既除口臭，又能香体，还能祛湿除垢，恢复面部白净

去面上黑气方

验方组成： 皂角 60 克，生南星 6 克，糯米 30 克。

美颜功效： 祛风散血，润肤白面。

制用 DIY： 将上药研为细末，贮瓶备用。以生姜汁调敷面部，夜涂，次晨用温水洗去。

附记： 引自《万病验方大全》。

方解心悟： 面上黑气，属中医黑黯范围，多因风邪入侵面部，气血失和所致。皂角、南星祛风散血，糯米润肤，和以姜汁，亦在于借生姜辛温发散之力，祛除风邪。四药合用，祛风活血，使营卫气血和利，荣润面部皮肤，从而达到悦白皮肤，消除面上黑气的目的。

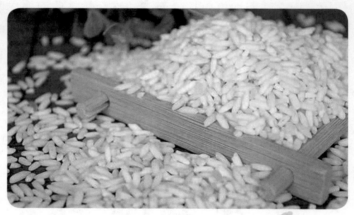

糯米是糯稻脱壳的米，在中国南方称为糯米，而北方则多称为江米，有滋润皮肤的效果

皇帝涂容金面方

验方组成： 朱砂6克，干胭脂3克，官粉3克，乌梅肉3克，片脑15克，川芎1.5克。

美颜功效： 清热解毒，祛风活血，治疗面部黄斑、粉刺。

制用DIY： 上药研为细末，贮瓶备用。每晚临卧时以温浆水调和，涂搽于面部，次晨以温水洗去。

附记： 引自《东医宝鉴》。

方解心悟： 祖国医学认为，面部黑斑及粉刺的形成多与火热郁于皮肤或血脉有关。本方为皇帝美容方，配伍较为周密，作用亦较全面。朱砂清火解毒，通行血脉，悦泽面色，对面部黑斑、粉刺均有防治作用；胭脂为红花或苏木制成，功在活血行瘀；官粉即铅粉，具有解毒作用，原方用量太大，今减至3克；乌梅肉能软坚消肿；片脑即冰片，味芳香，能散郁火而消肿，原书用量太大，用时宜减至6克左右；川芎祛风活血，尤能祛散头面的风邪。六味药物配伍，清热解毒、祛风散邪，活血消肿，故能治疗面部黑斑和粉刺。

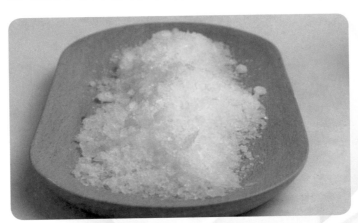

片脑即冰片，味芳香，能散郁火而消肿

白玉散

验方组成：绿豆粉 300 克，朱砂 1.5 克，松子肉 3 克。

美颜功效：润肤红颜，兼治雀斑、粉刺。

制用 DIY：将上药共研细末，和匀，密贮瓷瓶中备用。每日早晨用药末 1.5 克，以鲜人乳或牛乳调和，涂搽面部。

附记：引自《寿世良方》。

方解心悟：绿豆粉含有丰富的蛋白质，维生素 B_2、C。古人认为绿豆可以"润皮肉"，治疗面上粉刺、雀斑；朱砂末，色红，"通血脉，悦泽人面"（《名医别录》），具有化妆美容作用；松子肉为松科植物红松的种子，所含的脂肪油达 74%，可以"泽肤荣毛"。以润肤的人乳或牛乳调敷，更增其益颜美容的功效。值得提出的是本方绿豆粉、松子肉、人乳或牛乳均呈白色，加入少量的朱砂，则使本方白里透红，敷之于面，可收到化妆美容的效果。由此可见，本方是一首保健美容、治疗美容、化妆美容的最佳美容方剂，无副作用，可以经常使用。

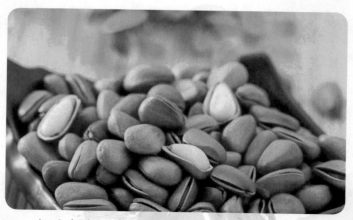

松子肉为松科植物红松的种子，所含的脂肪油达 74%，可以"泽肤荣毛"

白雪散

验方组成： 白僵蚕、白芷、细辛各等份。

美颜功效： 祛散风邪，润肤白面，治疗面部黑斑。

制用 DIY： 将上药研为细末，人乳调和，贮瓶备用。每晚临卧涂搽面部，次晨用温水洗去。

附记： 引自《简明医彀》。

方解心悟： 白僵蚕，汉代就用来美容，《神农本草经》就有用白僵蚕"灭黑䵟"的记载。其除黑斑的机理，《本草经疏》阐述得最清楚、最透彻，说："肺主皮毛，而风邪客之，则面色不光润，（白僵蚕）辛温，……去皮肤诸风，故能灭黑䵟及诸疮瘢痕也。"故《太平圣惠方》仅以一味白僵蚕末，水调搽面，治疗面部黑斑，足见其确有悦白面容的功用。白芷祛风，现代科学研究证实，有除去面部色素沉着的作用；细辛亦能祛风，协助僵蚕、白芷悦白面容，再加富含蛋白质及各种具有美容作用的维生素的人乳汁滋润肌肤，可谓锦上添花。

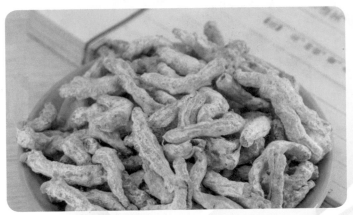

白僵蚕，汉代就用来美容，《神农本草经》就有用白僵蚕"灭黑䵟"的记载

面目光净悦泽方

验方组成： 白蔹 30 克，白附子 30 克，白芷 30 克，藁本 30 克，猪胰 3 具。

美颜功效： 祛风清热，解毒润肤，悦泽面容，兼治雀斑、粉刺。

制用 DIY： 将猪胰渍去血水，挑去筋膜；余药研为细末。以酒、水各半，煎煮猪胰数沸后，取出研如泥，和诸药纳于酒水中，瓷瓶贮封 3 日即可。每夜敷面或涂于患处，次晨以温米泔水洗去。

附记： 引自《太平圣惠方》。

方解心悟： 猪胰浸于酒中，涂敷面部，是我国古代女性常用的润肤防皲裂的美容方法。本方在此基础上增加了祛风、清热解毒的藁本、白附子、白芷、白蔹，借酒以助药力，外敷面部，既可润肤悦面益颜，又对雀斑、粉刺有一定的治疗作用。

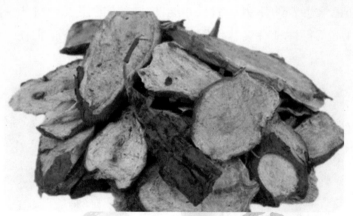

白蔹中含有大量的黏液和淀粉，能消除面部痤疮、皮肤炎症，还能散结止痛，减少多种真菌对皮肤的伤害

留颜悦泽方

验方组成： 白附子（生用）30 克，白芷 15 克，密陀僧 75 克，胡粉 15 克。

美颜功效： 祛风行血，清热解毒，白面泽颜，治疗面部黑斑。

制用 DIY： 将上药研为细末，以羊乳汁和匀，贮瓶备用。夜卧涂面，次晨以温米泔水洗去。

附记： 引自《太平圣惠方》。

方解心悟： 白附子、白芷祛散面部风邪，密陀僧、胡粉（即铅粉）清热解毒细面，更加润肤白面的羊乳，则悦白面容，治疗面部黑斑的功效更为显著，故原书谓"不过三五度，即颜色红白光润。"

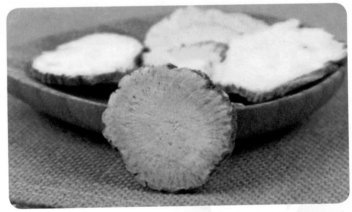

白附子里面含有皂苷、葡萄糖苷等成分，可以消除脸上的黑色素沉着，对皮肤可以起到很好的美白效果

疗面黚方

验方组成：白羊乳适量，羊胰2具，生甘草60克。

美颜功效：清热解毒，白面润肤，治疗面部黑斑。

制用DIY：将羊胰水浸去血汁，挑去血丝和筋膜，细切捣烂；甘草研为细末。将诸药相和，调成糊状，过一夜即成，贮备瓶用。每晚先以温米泔水洗面，揩干，敷上糊剂2遍，次晨以温水洗去。

附记：引自《备急千金要方》。

方解心悟：面黚即面部黑斑。羊乳富含蛋白质及维生素C，能润肤白面；羊胰，李时珍认为它"入面脂，去黚黵，泽肌肤，灭瘢痕"；生甘草清热解毒。三药合用，其润肤白面、治疗面部黑斑的作用是比较强的。只是本方羊乳、羊胰均富含蛋白质，放置时间久或天气太热可致药剂腐坏变质，可采取小量制备，放于阴凉之处，一、二次用完，或制成后贮于冰箱内备用。

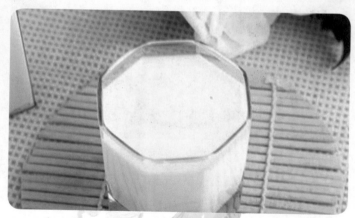

羊乳富含蛋白质及维生素C，能润肤白面

令面生光方

验方组成：密陀僧 30 克。

美颜功效：清热消肿，润肤白面，治疗面部黑斑。

制用 DIY：将密陀僧研为极细末，用人乳调如薄糨糊，贮瓶备用。每晚用之前略蒸之，待热敷面，次晨温水洗去。

附记：引自《千金翼方》。

方解心悟：密陀僧作为白面去斑药使用较久。据《唐本草》记载，密陀僧能治"面上瘢皯"。明代《本草正》载："治诸疮肿毒、鼻渣、面皯。"临床上用密陀僧治疗面部黑斑主要取其清热消肿的作用，略蒸热敷，可促进面部血液循环，有利于皮肤对药剂中的有效成分的吸收。选用密陀僧时，应选色黄有光泽，内外一致，体坚重者，即金色密陀僧。如无人乳，可用牛乳代之。另外，也可蜜调使用，功效相同。

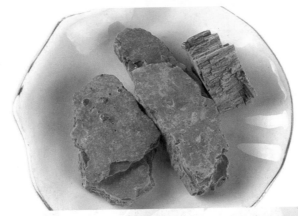

密陀僧作为白面祛斑药使用较久，临床上用来治疗面部黑斑，主要取其清热消肿的作用

半夏散

验方组成： 生半夏不拘多少。

美颜功效： 散结行瘀，祛风白面，细面嫩容。

制用 DIY： 半夏焙干，研为细末，米醋调匀，贮瓶备用。涂敷面部，从早至晚频涂，3 日后，皂角汤洗下。

附记： 引自《验方新编》。

方解心悟： 半夏止呕已成常识，但其外用美容却鲜为人知。《名医别录》就已记载半夏"悦泽面目"。元代《珍珠囊》认为外用半夏，可"消肿散结"。外用半夏美容，主要取其开泄结滞的作用，故生半夏常配用于面药中治疗面疮及面部色素沉着。米醋散瘀解毒，不仅可以协助半夏悦白面容，而且能将面部较粗糙的角质层腐蚀掉，起到使面部皮肤细嫩的作用。更加皂角汤洗面，祛风邪，除油腻，使面色变白。若在使用本方时，尽量减少风吹日晒，则白面的效果更佳。

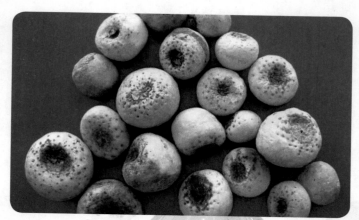

外用半夏美容，主要取其开泄结滞的作用，故生半夏常配用于面药中治疗面疮及面部色素沉着

冬瓜涂面方

验方组成： 冬瓜 1 个，白酒 2000 毫升，水 1600 毫升，白蜜 500 毫升。

美颜功效： 清热解毒，润肤白面，治疗面部黑斑及粉刺。

制用 DIY： 用竹刀削去冬瓜表面青皮，切作小片，加白酒 2000 毫升、水 1600 毫升，将冬瓜煮烂，滤滓，熬为浓汁；加白蜜 500 毫升，再熬至稀稠适宜，以新绵再滤，贮于瓷罐中备用。每晚临卧时取半汤匙，温浆水调和，涂搽面部或患处。

附记： 引自《御药院方》。

方解心悟： 冬瓜为夏季常用食品，能清热、解毒、消肿，借白酒行药势，蜂蜜、唾液滋润皮肤，对由于热毒郁于皮肤或血络导致的面部黑斑、粉刺均有防治作用。现代科学研究证实，冬瓜营养丰富，含有多种美容必需的维生素，尤以维生素 C 含量最多，故可以减少或消除面部色素沉着，治疗雀斑、黧黑斑、黄褐斑等面部黑斑。只是本方煎煮时间太长，对维生素 C 破坏较大。因此，若以冬瓜绞取鲜汁，再加白蜜等和匀，则悦白面容的效果更好。尤其是在夏天，烈日当空，紫外线较强的情况下，以冬瓜取汁涂洗面部，悦白皮肤，更合乎时宜。

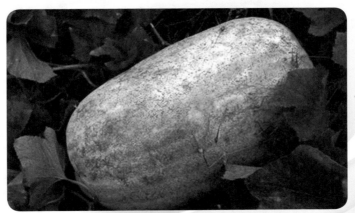

冬瓜营养丰富，含有多种美容必需的维生素，故可以减少或消除面部色素沉着，治疗雀斑、黧黑斑、黄褐斑等面部黑斑

皂荚散

验方组成：皂荚子、杏仁各等份，浆水适量。

美颜功效：祛风、润肤、除垢，治疗面部黑斑、粉刺。

制用 DIY：将上药研为细末，贮瓶备用。每晚临卧时以温浆水调和药末，涂搽面部。

附记：引自《外科寿世方》。

方解心悟：皂荚子为豆科植物皂荚的种子，能祛散面部的风邪，可除去面部的油腻，故本方对油性皮肤的患者极为适合；杏仁去头面诸风。二药合用，再和以"润泽肌肤"的浆水，共奏祛风、润肤、除垢，治疗面部黑斑及粉刺的功效。

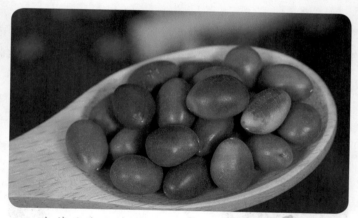

皂荚子为豆科植物皂荚的种子，能祛散面部的风邪，可除去面部的油腻

云母膏

验方组成：云母粉、杏仁各等份。

美颜功效：祛散风邪，解毒润肤，治疗面部黑斑、粉刺。

制用 DIY：将上药研为细末，以牛乳和匀，略蒸，贮瓶备用。每晚临卧时涂面，次晨以温米泔水洗去。

附记：引自《太平圣惠方》。

方解心悟：云母去热解毒，杏仁散滞气兼去头面诸风，意在除去导致面部黑斑和粉刺的病因——风邪与热毒；更加滋润皮肤的牛乳及用去油腻的米泔水洗面，增强其祛斑白面、治疗粉刺的作用。

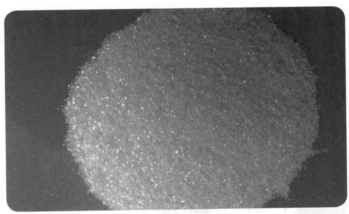

云母粉能祛湿、美白、淡斑，对于粉刺、酒渣鼻、面黑、颜面色衰的治疗效果是不错的，美容功效也很强

山慈姑散

验方组成：山慈姑根不拘多少。

美颜功效：泄热散结，治疗面部黑斑、粉刺。

制用DIY：将山慈姑洗净，剥去褐色外皮，晒干研末，贮瓶备用。每晚用水调药末，薄涂患处。

附记：引自《普济方》。

方解心悟：山慈姑系兰科植物杜鹃兰、独蒜兰的假球茎，又名毛慈姑、白毛姑，与食用慈姑不是一物，勿混用。山慈姑味苦性寒，有泄热、散结、消肿之功。《本草拾遗》谓其"剥人面皮除黯"，故用作面药可以治疗面部黑斑及粉刺。

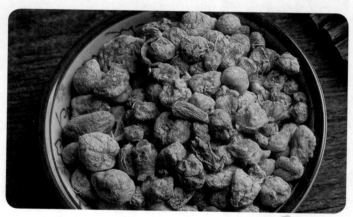

山慈姑又名毛慈姑、白毛姑，味苦性寒，有泄热、散结、消肿之功，用作面药可以治疗面部黑斑及粉刺

丝瓜散

验方组成： 丝瓜 60 克。

美颜功效： 清热解毒，活血通络，治疗雀斑、黧黑斑。

制用 DIY： 将丝瓜晒干，研为细末。每晚水调涂面，次晨温水洗去。

附记： 引自《万病验方大全》。

方解心悟： 丝瓜为夏季常食的蔬菜，能清热解毒、活血通络、消肿去风。李时珍认为它可"通经络，行血脉"，用以洗面，"大去垢腻"。现代科学研究证实，丝瓜汁液中含有大量防止皮肤老化的维生素 B_1，及沉淀黑色素、使皮肤洁白细嫩的维生素 C。因此，从中西医观点来看，丝瓜是消除雀斑、黧黑斑、悦白皮肤的不可多得的药物，若再用蜂蜜调涂，则可去面部皱纹。现在有报道用丝瓜汁混合酒精、蜜糖，把汁液涂于面部皮肤上，待干后用清水抹净，可去皱纹。

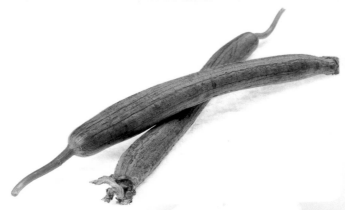

丝瓜的黏液中含有多种保湿因子，可以保持角质层正常含水量，让皮肤充满水分，脸部的皮肤显得更加有弹性

面上雀斑方

验方组成：苍耳草嫩叶及尖各适量，食盐少许。

美颜功效：祛风散热，治疗雀斑。

制用DIY：4～8月采集苍耳草嫩叶、尖，洗净，晾干水分，和食盐少许，捣至极烂。涂搽面部，每日十余次。搽后10分钟，即可洗去。

附记：引自《国医灵验方案大全》。

方解心悟：苍耳草即苍耳，此处用其嫩叶及尖。因其春末夏季生长，故4～8月才能采用。苍耳嫩叶、尖治疗雀斑，主要取其祛风散热的作用。

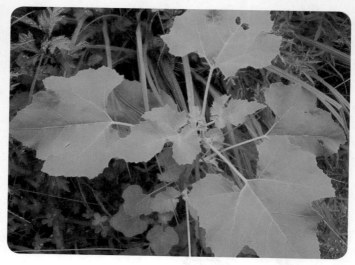

苍耳草即苍耳，此处用其嫩叶及尖治疗雀斑，主
要取其祛风散热的作用

平痤去斑方

验方组成： 硫黄、密陀僧、乳香、轻粉、白僵蚕、杏仁各等份。

美颜功效： 祛风清热，活血消肿，治疗粉刺、雀斑。

制用DIY： 将上药研为细末，以牛酥调成糊状，密贮瓶中备用。每日早晚温米泔水洗面，取药薄涂面部或患处。

附记： 引自《普济方》。

方解心悟： 密陀僧为历代中医治疗面部黑斑的要药，配伍硫黄、轻粉清热、消肿、杀虫；乳香活血祛瘀，有助于消除肿起的粉刺；僵蚕、杏仁祛风以治疗面部粉刺、雀斑；调以润肤的牛酥，组成一首消除粉刺和雀斑疗效较快的方剂，故原书谓："三五度瘥。"由于本方有硫黄及少量的轻粉，因此，使用时应注意薄涂于面，切忌药物进入眼、鼻、口诸腔道之中。

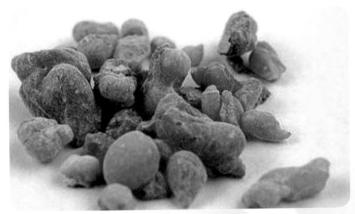

乳香活血祛瘀，有助于消除肿起的粉刺

治粉刺方

验方组成：蘖米不拘多少。

美颜功效：清热消肿，散瘀润肤，治疗粉刺。

制用DIY：将上药焙干，研为细末，陈醋和匀，贮瓶备用。每晚临卧涂面，次晨用温水洗去。

附记：引自《普济方》。

方解心悟：蘖米，为粟、谷、黍、麦、豆诸蘖所生之芽，此处当用禾本科植物稻谷的果实经加工而发芽者。药王孙思邈认为谷米"去黑痣面黯，润泽皮毛"，陈醋"解热毒，消痈肿"（《本草汇言》），二药合用一方面清热解毒，以消除生成粉刺之因——热毒；另一方面润泽皮肤，以修复受损的皮肤，药简且制作简单，便于使用。

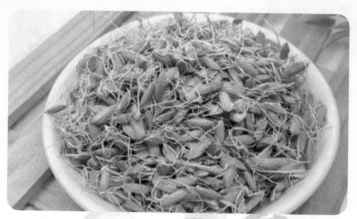

蘖米，为粟、谷、黍、麦、豆诸蘖所生之芽，此处当用禾本科植物稻谷的果实经加工而发芽者

土瓜膏

验方组成： 土瓜根 60 克。

美颜功效： 泻热，消瘀，润肤，治疗粉刺。

制用 DIY： 将上药研为细末，以浆水调匀，贮于瓷罐中备用。每晚临卧以浆水洗面，然后将调好的土瓜膏涂擦面部，次晨仍用浆水洗去。

附记： 引自《普济方》。

方解心悟： 土瓜根即王瓜根，为葫芦科植物王瓜的块根，性味苦寒，具有泻热、破血、消瘀之功。李时珍认为它可"治面黑面疮"。浆水含多种氨基酸，能清热解毒，用其调和土瓜根细末及洗面，不但有助于土瓜根消除粉刺，而且还可以润肤白面，故李时珍称使用此方后"百日光彩照人，夫妻不相识"。

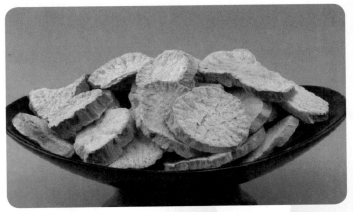

土瓜根即王瓜根，为葫芦科植物王瓜的块根，性
味苦寒，具有泻热、破血、消瘀之功

颠倒散

验方组成： 大黄、硫黄各等份。

美颜功效： 泻热行瘀，治疗酒渣鼻、粉刺。

制用DIY： 将上药研为细末，和匀，贮瓶备用。每日晚上以凉水调匀，涂敷患处，次晨以温水洗去。

附记： 引自《医宗金鉴》。

方解心悟： 本方为治疗酒渣鼻和粉刺的名方，历代相传，屡试不爽。大黄苦寒，泻热毒行瘀血，且对易引起皮肤感染的金黄色葡萄球菌、链球菌有强有力的抑制作用，故对粉刺及酒渣鼻极为适合。硫黄杀虫解毒，为历代外用治疗酒渣鼻、粉刺的要药，疗效满意。另外，有以本方加少量轻粉（为方剂药物总重量的1/10）治疗酒渣鼻、粉刺，疗效更佳，有改善毛细血管扩张及抑制皮脂溢出之效，并能使炎症迅速局限吸收或促其排脓。

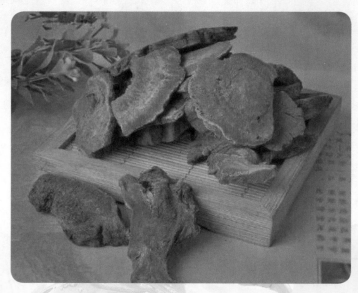

大黄苦寒，泻热毒行瘀血，且对易引起皮肤感染的细菌有强有力的抑制作用，故对粉刺及酒渣鼻极为适合

真君妙贴散

验方组成： 明净硫黄 5000 克，荞面 2500 克，白面 2500 克。

美颜功效： 除热解毒，润肤白面，治疗粉刺、酒渣鼻。

制用 DIY： 将硫黄研为细末，与荞面、白面和匀，清水微拌，干湿得宜，木箱内晒成面片，单纸包裹，风中阴中，贮于瓷罐中备用。每晚临卧时再研极细，用井水或自来水调敷患处，次晨温水洗去。

附记： 引自《外科正宗》。

方解心悟： 硫黄为外治面部粉刺、酒渣鼻的常用药物；白面古称飞罗面，能除热邪，现代研究证实，白面是一种很好的漂白剂，涂于面部，可消除面部色素沉着，除去雀斑；荞面亦有治疗面部粉刺的作用。使用本方时，若配合后面"草本精华，内服抗衰又驻颜"中的枇杷清肺饮内服，则疗效更佳。原书一次制作剂量太大，具体制备时，可按比例减少制作。

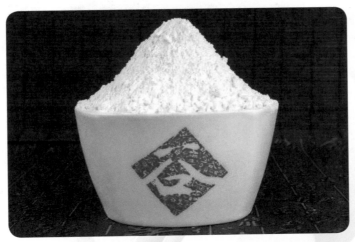

白面古称飞罗面，能除热邪，涂于面部，可消除面部色素沉着，除去雀斑

冰玉散

验方组成： 冰片不拘多少。

美颜功效： 清热消肿，散郁润肤，治疗酒渣鼻。

制用DIY： 将冰片研为细末，以酥调和，密贮瓶中备用。每晚临卧涂于酒渣鼻上，次晨以温水洗去。

附记： 引自《中药大辞典》。

方解心悟： 冰片系龙脑科常绿乔木龙脑树之树脂加工制成，因其色莹白如冰，而结晶如梅花片，故有冰片、梅片、片脑之名。本品气味芳香，长于通诸窍、散郁火，故外用治疗酒渣鼻；配以清热润肤的酥，二药合用，具有清除面部皮肤的热邪、消散郁火、消肿润肤的作用，故用以治疗血热郁于皮肤的酒渣鼻。

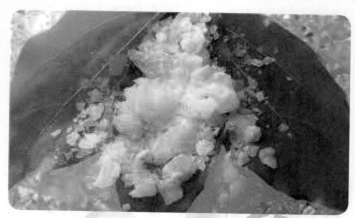

冰片气味芳香，长于通诸窍、散郁火，故外用治疗酒渣鼻

消疣膏

验方组成：鲜丝瓜花 2 ~ 5 朵，食盐少许。

美颜功效：解毒消疣。

制用DIY：5 ~ 9 月采集鲜丝瓜花，与食盐相和，捣烂。涂搽面部扁平疣上，以发热为度。多搽效果更好，水分干后弃去。

附记：引自《食物自然疗法》。

方解心悟：面部扁平疣，是青年常患的面部皮肤病。中医认为，扁平疣主要由热毒蕴阻于肌肤之内所致。本方单以丝瓜花一味，清热解毒，药简力专，制作简单，可作为夏季治疗扁平疣的简便方。

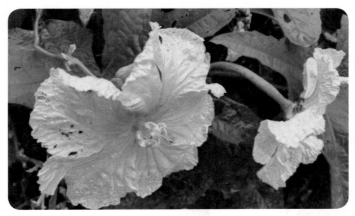

丝瓜花中含防止皮肤老化的 B 族维生素、增白皮肤的维生素 C 等成分，能保护皮肤、消除斑块，使皮肤洁白、细嫩，是不可多得美容佳品

玉粉膏

验方组成： 白矾 15 克，硫黄 15 克。

美颜功效： 清热燥湿，治疗白癜风。

制用 DIY： 将上药研为细末，米醋调为膏。涂敷患处。每日一次。

附记： 引自《圣济总录》。

方解心悟： 白癜风是一种局部皮肤色素减退的皮肤病，常发生在面部，对面部美容影响极大。中医认为，白癜风可由湿热袭于肤表、郁于经络而形成。本方白矾与硫黄配伍，有清热燥湿的作用，再以散瘀解毒的米醋相和，故能治疗白癜风。

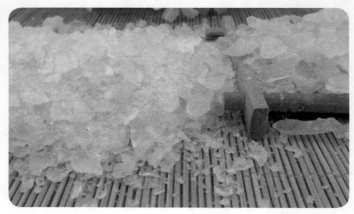

白矾性寒味酸涩，具有较强的收敛作用，能解毒杀虫、燥湿止痒、止血止泻、清热消痰

玉屑膏

验方组成：玉屑 60 克，密陀僧 60 克，珊瑚 60 克，生白附子 90 克。

美颜功效：祛风清热，消瘀润肤，治疗面部瘢痕。

制用 DIY：先将玉屑、珊瑚、密陀僧、白附子分别研为细末，以酥调匀，贮瓶备用。夜卧涂于瘢痕上，次晨以温米泔水洗去。

附记：引自《太平圣惠方》。

方解心悟：玉屑为矿物软玉的碎粒，据古医书载，用玉屑可以磨平面部瘢痕。珊瑚能消宿血而除瘢；密陀僧清热消肿，《唐本草》谓"面上瘢黯，面药用之"；白附子祛除风邪，《日华子本草》认为可治"面𪒟瘢疵"。总之，本方具有祛风、清热、消瘀、除瘢的功效，方中药物皆可消除瘢痕，对余邪热毒留滞于肌腠所致的瘢痕有一定的治疗作用。

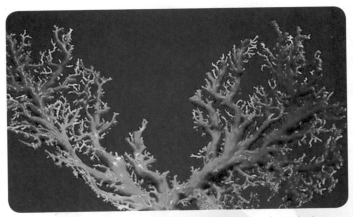

珊瑚是珊瑚虫分泌的石灰质骨骼，以内外皆红、体重、坚脆而粗壮者为佳，能消宿血而除瘢

蒺藜山栀散

验方组成：白蒺藜 30 克，山栀 30 克。

美颜功效：清热解毒，散风行血，治疗面部瘢痕。

制用 DIY：将上药研为细末，以醋调匀，贮瓶备用。每晚临卧时涂于患处，次晨以温水洗去。

附记：引自《百病丹方大全》。

方解心悟：面部瘢痕多因粉刺、酒渣鼻等，面疮化脓，脓尽结痂而成。古人认为，若风热毒邪未尽，余邪仍藏于肌肤，瘀血阻滞，则瘢痕不灭。原书谓用本方后"瘢痕渐脱，面目润泽"，这是因为本方中白蒺藜散风行血，山栀清热解毒，醋散瘀解毒，旨在祛除留藏于皮肤中的风热毒邪，消散瘀血，从而达到治疗瘢痕的目的。

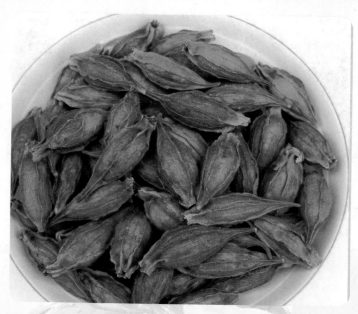

山栀苦寒清降，清泻三焦火邪，有清热泻火除烦之效，善治热盛血热之损容性疾病

麦麸散

验方组成：大麦麸（或小麦麸）不拘多少。

美颜功效：清热活血，润泽肌肤，治疗面部瘢痕。

制用 DIY：将上药焙干，研为细末，以酥和匀，贮瓶备用。每晚临卧时，涂敷于瘢痕上，次晨以温水洗之。

附记：引自《圣济总录纂要》。

方解心悟：小麦麸外用除热散血，大麦麸除热，酥乃牛乳或羊乳提炼而成，营养丰富，亦能清热，李时珍谓其"泽肌肤，和血脉"。可见，本方主要是通过解除皮肤内余邪热毒、调和血脉、润养肌肤而治疗瘢痕的。

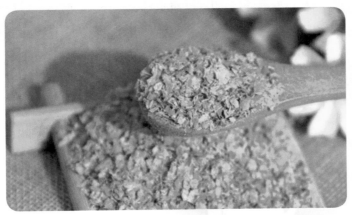

麦麸含有皮肤所需的丰富营养成分，有蛋白质、矿物质、维生素等，外用可以嫩白肌肤，延缓衰老

（五）面膜 DIY 保护粉嫩肌肤

　　面膜是一种涂在面部，凝成薄膜的膏状营养护肤用品。中医美容所用的面膜，是在鸡蛋清或猪蹄汤等黏液剂中，加一些具有美容作用的中药粉末调制而成。中药粉末因鸡蛋清等黏液剂的黏附作用，与面部皮肤接触更为密切，故中医美容面膜既有滋润皮肤、防皱防裂、洁净皮肤的美容功效，又能防止外邪侵袭皮肤和减轻烈日对皮肤的照射，防治影响美容的面部疾病。

　　面膜可在洗脸之前，尤其是在晚间睡觉前涂敷，待其自然干燥后 20 分钟或次晨用水洗掉。使用面膜时，可有重点地涂在脸上有黑斑和色素沉积的部位，也可在脸上全面涂敷。但请注意，当你打算在脸上全部涂敷面膜时，眉毛、眼、唇、头发边缘处，应先涂抹一些油脂，使面膜不致粘着这些地方，晾干后即可洗去。皮肤过敏者，必须先做试验，把面膜剂抹在手背皮肤上，30 分钟后洗去。若该处不发红发痒，即可抹在脸上。

　　面膜由于富含蛋白质、胶质，易丧失水分变硬，易受细菌的污染。因此，一次制作不宜太多，随用随做最好，不能随用随做者，制备好应密贮于消毒后的玻璃瓶或瓷盒中，存放阴凉处。

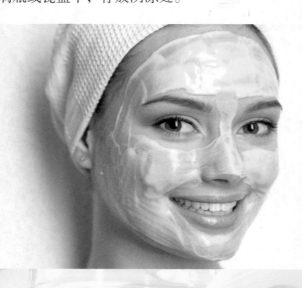

红玉膜

验方组成：新鲜鸡蛋 1 个，朱砂末 30 克。

美颜功效：润肤去皱，红颜美容。

制用 DIY：鸡蛋去黄，将朱砂末放入鸡蛋内，封固其口，与其他鸡蛋同时给母鸡孵化；待蛋出雏鸡时，取出这个蛋清，密贮瓶中备用。每日晨起洗脸后，涂于面部或患处。

附记：引自《圣济总录》。

方解心悟：据《本草纲目》记载，此方为西王母枕中方，又为南北朝时陈朝张贵妃常用的美容方。方中鸡蛋清清热解毒。据现代科学研究证实，鸡蛋清含蛋白质达 10%，还含维生素 B_1、B_2，有润肤美容的功效。朱砂，《名医别录》谓其"通血脉，悦泽人面"。故二药合用为膜，既能滋养皮肤，在面部形成一层薄膜，防止外邪的侵袭，还可因色红的朱砂起到化妆美容的作用。现代科学研究证实，面膜剂（尤其是鸡蛋清面膜）涂在脸上，可膨胀润泽皮肤角质层，使毛孔扩张，促进血液循环，增强皮肤对营养物质的吸收。面膜干燥后形成的薄膜，可使面部皮肤绷紧，消除皱纹。

鸡蛋去黄方法：将鸡蛋一端用 75% 酒精消毒，打一小孔，让鸡蛋清流入消毒碗内；待鸡蛋清流完后，可将此孔放大一点，让蛋黄流入另一碗内；然后用一消毒小漏斗，将蛋清倒回蛋壳内，加入朱砂。如无母鸡孵，可采用电孵代之。

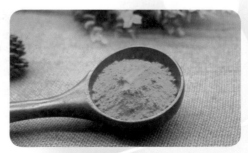

朱砂是一种红色的砂石，含有微量元素成分，作为药用有很高的药效，但是朱砂对人体不安全，一般只作外用

白雪膜

验方组成： 新鲜鸡蛋 3 个，好酒适量。

美颜功效： 润肤白面，除皱美容。

制用 DIY： 将鸡蛋浸于小酒罐内，密封罐口。28 天后取出鸡蛋。每晚临卧前，以鸡蛋清敷面。

附记： 引自《备急千金要方》。

方解心悟： 鸡蛋清是一种简便有效的美容剂，原书谓"敷面，白如雪"，这是因为蛋清在脸上形成的薄膜可以减轻紫外线照射的缘故。慈禧太后最喜欢用鸡蛋清搽脸，特别是面部皱纹处，在就寝前半小时，才用肥皂水和清水洗去，涂上忍冬花汁。据说忍冬花汁对皮肤有收敛作用，不但可以使因鸡蛋清绷得很紧的皮肤松弛，而且皱纹也不会扩大。一般认为，由于皮肤受到面膜的激活，增加了皮肤的分泌、排泄功能。洗涤面膜时，借面膜对分泌物及污物的吸收黏附作用而同面膜一并去掉，可以使面部皮肤洁净、爽快。

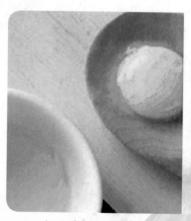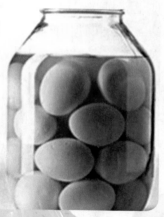

鸡蛋清是一种简便有效的美容剂，这是因为蛋清在脸上形成的薄膜可以减轻紫外线照射的缘故

羊髓膏

验方组成： 羊胫骨髓 60 克，朱砂 15 克，鸡蛋（取蛋清用）2 个。

美颜功效： 润肤泽肌，红颜减皱。

制用 DIY： 先将骨髓和朱砂入乳钵内，研令极细，再以鸡蛋清调匀，贮瓶备用。先用温米泔水洗面，后取药涂之。

附记： 引自《圣济总录纂要》。

方解心悟： 羊髓富含蛋白质、脂肪等多种皮肤营养物质，既可"却风化毒"（《随息居饮食谱》），又能润肤泽肌。李时珍赞之曰："泽皮毛，灭疤痕。"朱砂悦泽红颜，鸡蛋清润肤减皱，诸药合用，共奏润肤泽肌、红颜减皱的美容功效。本方有富含蛋白质的羊髓、鸡蛋清，但朱砂有防腐作用，故在短期内不会腐败。若要长期存放，则宜制成后，放在冰箱中或其他阴凉处，以免变质。

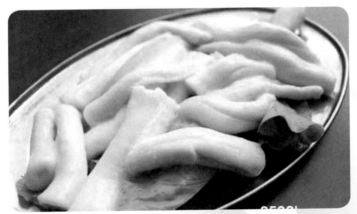

羊髓富含蛋白质、脂肪等多种皮肤营养物质，既可"却风化毒"，又能润肤泽肌

半年红方

验方组成： 新鲜鸡蛋 1 个，胭脂、硇砂少许。

美颜功效： 活血通经，润肤红颜。

制用 DIY： 将鸡蛋去黄留蛋清，加入胭脂和硇砂，用纸密封，与其他鸡蛋同用母鸡孵化，待蛋出雏鸡时取出，贮瓶备用。敷面，每日一次。

附记： 引自《普济方》。

方解心悟： 胭脂又名燕脂，是一种红色的颜料，为红蓝花（即红花）或苏木制成，均能活血祛瘀通经。现代科学研究证实，红花能消退血管内膜的脂质斑块，改善血液供应；苏木则对易致皮肤感染的金黄色葡萄球菌、链球菌有抑制作用。硇砂亦能散结活血。诸药与鸡蛋清相合，能活血通经、润肤红颜，更由于苏木抑菌作用及诸药活血作用，亦可防治粉刺等面部疾病。原书谓："干以敷脸，洗不落，半年红。"方因功效而得名，值得一试。

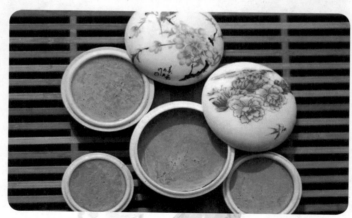

胭脂又名燕脂，是一种红色的颜料，为红蓝花（即红花）或苏木制成，均能活血祛瘀通经

柠檬面膜

验方组成： 新鲜柠檬汁 50 毫升，精细面粉 3 大匙。

美颜功效： 润肤白面，除皱美容。

制用 DIY： 将新鲜柠檬汁加一倍的水，和面粉调成膏状。洗净面部，将此膏涂敷面部，30 分钟后轻轻擦掉。

附记： 引自《美容化妆小百科》。

方解心悟： 柠檬含有较丰富的维生素 C，可保持皮肤的白皙柔嫩；白面敷脸亦有漂白皮肤的作用。注意，切勿将鲜柠檬皮直接贴在脸上，因柠檬的酸性较强，会损伤皮肤。另外，苹果汁、西红柿汁、胡萝卜汁均具有较好的美容作用，可仿上法制成面膜使用。

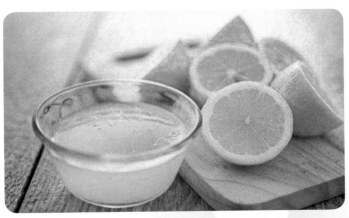

柠檬含有较丰富的维生素 C，可保持皮肤的白皙柔嫩

蜂蜜蛋清膜

验方组成：新鲜鸡蛋 1 个，蜂蜜 1 小匙。

美颜功效：润肤除皱。

制用 DIY：将鸡蛋清搅动，直至全部起泡，加入蜂蜜，搅匀即成。用干净的软刷子刷于皮肤上，让风慢慢吹干，再用清洁的水洗净，每周 2 次。

附记：引自《青春美容》。

方解心悟：本方是一种制作简单、美容效果较好的面膜。方中蜂蜜不仅内服可以驻颜美容，外用亦有很好的益颜美容功效。传说古希腊著名医生希波克拉底，曾把蜂蜜作为滋润皮肤的良药，用来治疗面部皮肤干涩、皱纹。蜂蜜之所以能滋养和保护皮肤，主要是蜂蜜中含有多种营养成分，能刺激皮肤的血液循环，改善皮肤营养供给，提高皮肤新陈代谢水平，促进细胞生长发育，增强皮肤的弹性，使其表面更加光滑润泽。由于蜂蜜含有杀菌物质，故能消灭体表的细菌、病毒和其他微生物，对面部的疖子、痤疮等有一定的治疗作用。也可用此方加水稀释搓手，可收到防治手粗糙皲裂的效果。另外，有人认为用蜂蜜、鸡蛋黄加面粉调成浓浆涂脸，可使因长粉刺受损的皮肤逐渐平复。若是油性皮肤的人，可在本方中加一食匙柠檬汁使用，有去油腻的作用。

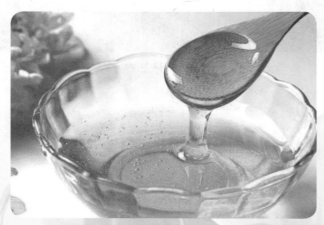

蜂蜜中含有多种营养成分，是滋润皮肤的良药，可用来治疗面部皮肤干涩、皱纹

消皱膜

验方组成：猪蹄 4 个。

美颜功效：滋润皮肤，消除皱纹。

制用 DIY：洗净猪蹄，加水适量煎煮，待汤如胶状即可。去猪蹄，取液体贮于瓷器中备用。每晚临卧时涂面，次晨温水洗去。

附记：引自《东医宝鉴》。

方解心悟：本方首载见《备急千金要方》中。孙思邈认为，此法能"急面皮，去老皱，令人光净。"这是因为猪蹄熬如胶状的液体，涂于面部，形成一层薄膜，使面上皮肤绷紧，从而达到消除皱纹的目的。另外，猪蹄含有较丰富的蛋白质，对面部皮肤有滋养作用，可防止面部皮肤的衰老，亦可收到减少皱纹的效果。

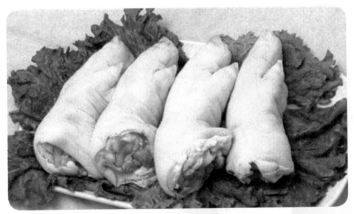

猪蹄含有较丰富的蛋白质，对面部皮肤有滋养作用，可防止面部皮肤的衰老，减少皱纹

减皱白面膜

验方组成：猪蹄 2 只，蜂蜜 1 小杯，白芷 30 克，瓜蒌 30 克，白及 30 克，白蔹 30 克，茯苓 30 克，藿香 30 克，梨 2 个。

美颜功效：祛风清热，润肤除皱，治疗面部黑斑。

制用 DIY：将猪蹄刮去黑皮，切成细片，慢火熬成膏。将白芷、瓜蒌、白及、白蔹、茯苓、藿香研为细末，入蜂蜜和猪蹄膏，熬至滴入水中不散时，以绢滤去滓，取药膏贮瓶备用。每晚临卧用膏涂面，次日温水洗去。

附记：引自《卫生易简方》。

方解心悟：猪蹄炼膏既能润肤除皱，又可作为赋形剂，白芷、白及、瓜蒌、白蔹、茯苓、藿香、梨、蜜能祛风清热、芳香散郁、润肤去斑。诸药合用，是一首减皱、治疗面部黑斑的美容方剂。

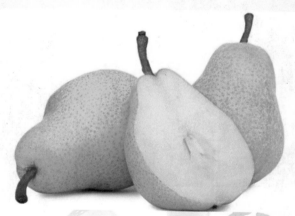

梨含有大量的维生素和果酸，都有美白抗氧化的作用，所以它对于皮肤的美白是有一定作用的

陈醋鸡清膜

验方组成：新鲜鸡蛋2个，陈醋适量。

美颜功效：清热解毒，润肤去皱，治疗面部粉刺、黑斑。

制用DIY：将鸡蛋浸入陈醋内，浸泡72小时后，待鸡蛋壳变软，取出鸡蛋，再取蛋清贮瓶备用。每晚临卧时，取鸡蛋清涂面，次晨温水洗去。

附记：引自《肘后备急方》。

方解心悟：血热郁于皮肤是粉刺、雀斑等面部黑斑的常见病因。本方鸡蛋清清热解毒，陈醋散瘀、解毒杀虫，且能将皮肤表面角质层腐蚀一部分，故有细肤嫩容的作用。二药合用对粉刺，黑斑的病因——血热针对性较强，故对粉刺、黑斑有较强的治疗作用。再加上洗去面膜时，面膜可以粘去一些皮脂和污物，能清洁皮肤，有利于皮脂的排泄，更有利于粉刺的治疗。现代医学认为，粉刺是由于皮脂分泌功能亢进，排泄过多，使大量的皮脂储于皮脂腔内，加上皮肤表皮角化生成大量的角质，堵塞毛囊口，阻碍皮脂排出而形成的。本方能促进皮脂的排除，腐蚀角质，清洁皮肤，用于治疗粉刺极为适合。但要注意涂上后保留的时间不宜太长，否则反而不利于皮脂的排泄。

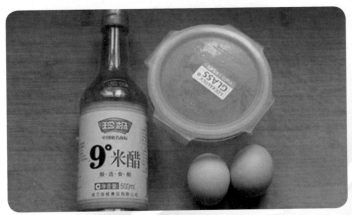

鸡蛋清清热解毒，陈醋散瘀、解毒杀虫，且能将
皮肤表面角质层腐蚀一部分，故有细肤嫩容的作用

杏仁膜

验方组成： 杏仁、鸡蛋清各适量。

美颜功效： 祛风、润肤、减皱，治疗面部黑斑。

制用 DIY： 杏仁热水泡去皮尖，捣融，和以鸡蛋清，密贮瓶中备用。每晚临卧时，用此液涂面，次晨以温水洗去。

附记： 引自《小品方》。

方解心悟： 本方为历代许多方书收载的美容方。方中杏仁善散头面诸风，为古代治疗雀斑、䵟黑斑等面部黑斑的要药；鸡蛋清润肤、减皱。二味合用，疗效可靠，是一首简便实用的美容方。

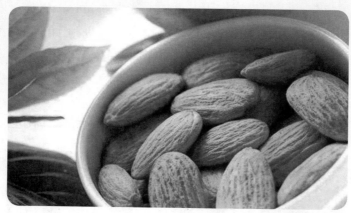

杏仁善散头面诸风，为古代治疗雀斑、䵟黑斑等面部黑斑的要药

白蓝脂方

验方组成： 白蔹 1 份，煅白矾 1 份，白石脂 1 份，杏仁 0.5 份，鸡蛋清适量。

美颜功效： 清热解毒，祛风除皱，治疗雀斑、粉刺。

制用DIY： 将上药研为细末；鸡蛋清调匀，密贮瓷器中备用。每晚临卧时，用温水洗面后，用涂药涂面，次晨温水洗去。

附记： 引自《外台秘要》。

方解心悟： 白蔹合白矾清热解毒、散结，配杏仁祛风，治疗热毒郁于皮肤或血络的粉刺、雀斑；更加白石脂漂白滑腻皮肤，鸡蛋清润肤除皱、清热解毒，更增强本方治疗雀斑、粉刺的作用。

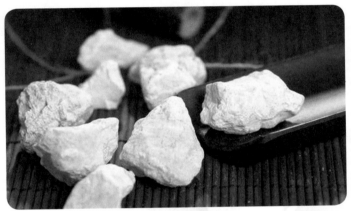

白石脂为矿物硅酸盐的白陶土，一般认为以色白细腻，无泥土、砂石等杂质为佳，具有涩肠、止血的功效

七白膏

验方组成： 白芷 30 克，白蔹 30 克，白术 30 克，白茯苓 9 克，白及 15 克，白附子 9 克，细辛 9 克，鸡蛋清适量。

美颜功效： 祛风清热，消肿解毒，润肤除皱，治疗面部黑斑。

制用 DIY： 将上药研为细末，以鸡蛋清调丸如弹子大，密贮瓶中备用。每晚洗面后，温米泔水磨丸涂面。

附记： 引自《御药院方》。

方解心悟： 本方为一首配伍较好的美容方剂。方以白芷、白附子、细辛祛风；白蔹、白及清热解毒、消肿，二组药直接针对形成雀斑、黧黑斑等面部黑斑的病因——风邪热毒。白术含维生素 A，并白茯苓润肤祛斑，以鸡蛋清调之，又可展皱除皱。总之，诸药配伍，可起到原书所谓"令人面光润不皱，退一切诸黚"的作用。

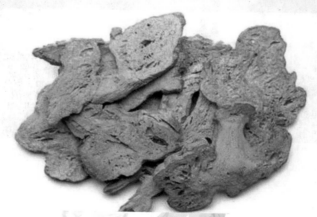

白术有美白肌肤、除痘、消斑、清热燥湿、杀菌等功效，涂抹脸部可美白，并可有效淡化雀斑和黑斑

雀斑膜

验方组成：黑牵牛、鸡蛋清各适量。

美颜功效：除热祛风，润肤减皱，治疗面部黑斑。

制用 DIY：将黑牵牛研为细末，鸡蛋清调匀，密贮瓶中备用。每晚临卧时，用此药涂敷面部，次晨以温水洗去。

附记：引自《万病验方大全》。

方解心悟：黑牵牛多内服，以逐水消肿，再配伍润肤减皱、清热解毒的鸡蛋清，不仅能减少面部皱纹，而且对风热邪毒侵于面部形成的雀斑也有较好的治疗效果。原方名为"养治面上雀斑立愈方"，即有此意。

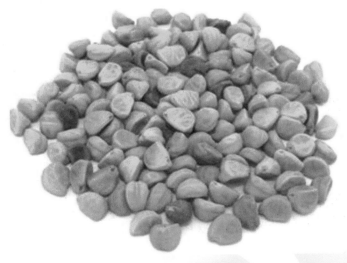

黑牵牛配伍鸡蛋清不仅能减少面部皱纹，而且对
风热邪毒侵于面部形成的雀斑也有较好的治疗效果

去痣除黯膜

验方组成： 李子仁、鸡蛋清各适量。

美颜功效： 祛风散瘀，润肤减皱，治疗面部黑斑及黑痣。

制用DIY： 将李子仁去皮，焙干，研为细末，以鸡蛋清调匀，密贮瓶中备用。每晚临卧时，用此药涂面，次晨以温水洗去。

附记： 引自《兰台轨范》。

方解心悟： 李子仁为李核仁，系蔷薇科植物李的种子，有祛血脉中风气、活血散凝的功效。和以清热解毒、润肤展皱的鸡蛋清，涂敷面部，形成面膜，使药物紧贴面部皮肤，能更好地发挥本方祛除面部黑斑、黑痣，润肤减皱的作用。

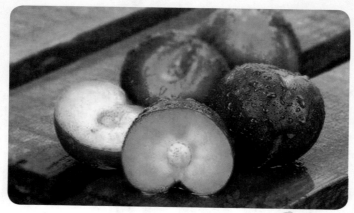

李子仁为李核仁，系蔷薇科植物李的种子，有祛血脉中风气、活血散凝的功效

白癜风面膜

验方组成： 鸡蛋 2 个，硫黄 15 克，生附子 15 克。

美颜功效： 搜风，通络，除湿解毒，治疗白癜风。

制用 DIY： 先用醋浸泡鸡蛋，7 天壳软，取出鸡蛋清。再将硫黄、附子研为细末，以米粉 6 克研令匀细，鸡蛋清调匀，密贮瓶中备用。用时涂于患处。

附记： 引自《太平圣惠方》。

方解心悟： 本方是专为风挟湿邪的白癜风制定的。方中附子为大辛大热之品，外用可温经通络、搜风逐邪，配以除湿的硫黄、润肤解毒的鸡蛋清，对风湿毒邪有较强的祛除作用，故可治疗由此而致的白癜风。

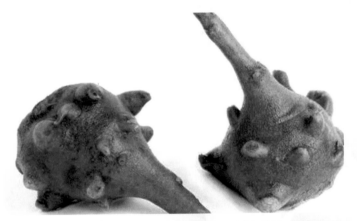

附子为大辛大热之品，外用可温经通络、搜风逐邪

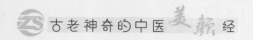
草本精华，内服抗衰又驻颜

　　内服中药是中医保健、治病的一个重要方法，也是一种常用中医美容方法。内服美容方可以分为两大类，一类是治病美容方剂，主要通过活血祛瘀、祛风散寒、清热解毒、消肿散结等治法，治疗面部各种影响美容的疾病；另一类是保健美容方剂，主要通过滋养脏腑、补益气血、疏通经络等方法来达到润肤增白、除皱减皱、驻颜美容的目的。由于每个美容方剂药性上都各有偏颇，因此对某些人适用，对另一些人则不一定适用，故使用时要严格遵守"朱氏养颜经"一项中提出的禁忌，还要注意当有外感之时，凡属补益美容的方剂均不宜服用，以免留邪为患。

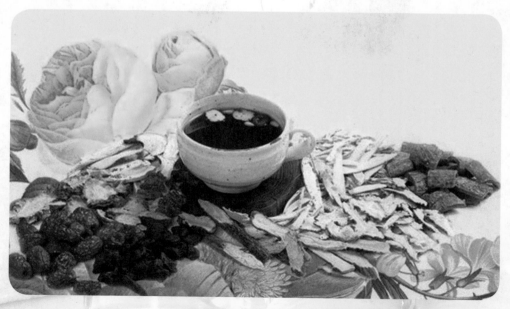

隋炀帝后宫面白散

验方组成：橘皮 30 克，冬瓜仁 50 克，桃花 40 克。

美颜功效：燥湿化痰，活血益颜。

制用 DIY：将药捣细为末，过筛即成。每日三餐饭后，以酒服 1 克。

附记：引自《医心方》。

方解心悟：橘皮应选温州蜜橘果皮，因其富含维生素 C，更有利于消退面部色素沉着，祛除黑褐斑。方名为隋炀帝后宫面白散，可见本方乃皇宫中美容所用。原书认为服用 30 天，即可见效。唯原剂量较小，为一次使用量，故按其比例适当增加了剂量，读者也可根据这个比例自己确定剂量配制。

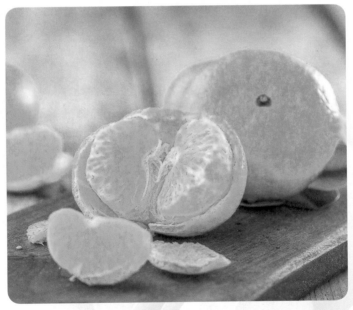

橘皮应选温州蜜橘果皮，因其富含维生素 C，更有利于消退面部色素沉着，祛除黑褐斑

灵芝丸

验方组成：灵芝 500 克。

美颜功效：益精气，悦颜色，减皱。

制用 DIY：将灵芝晒干，捣细为末，蒸 2 小时；再将其晒干，捣细，炼蜜为丸，如梧桐子大，贮瓶备用。每日早晨及晚上以酒服 20 丸。

附记：引自《太平圣惠方》。

方解心悟：早在汉代，我国人民就已用灵芝延年驻颜。《神农本草经》说：灵芝"益精气，坚筋骨，好颜色。"历代神话故事中，灵芝均被人们传颂为起死回生、返老还童的灵丹妙药。现在市面上所售的减皱霜，即以灵芝为主，配以维生素制成，足见其有神奇的延年驻颜功用。故原书谓服用"三十日，身白如玉"。

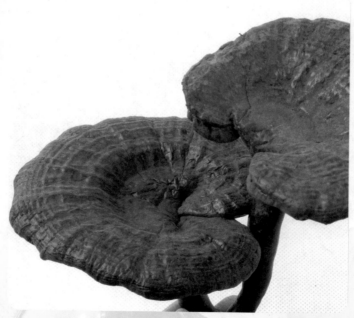

灵芝能延缓衰老，保持和调节皮肤水分，并可抑制皮肤中的黑色素的形成和沉淀，清除色斑

珍珠散

验方组成： 天然珍珠 2 克。

美颜功效： 清热痰，润面容，治疗面部黑斑。

制用 DIY： 取天然珍珠洗净，用布包好，加豆腐与水共煮 2 小时，取出，洗净，加水少许，研成极细粉末，干燥即成。每次服用 0.5 克，每日三次。

附记： 引自《回春健康秘诀》。

方解心悟： 珍珠粉为历代流传的美容要药，尤为帝王皇后所喜用。据《清宫秘史》记载，慈禧太后很懂得珍珠可以使皮肤柔润光滑的道理，每隔 10 天，必定按时服用一银匙珍珠粉，故慈禧至老容颜红润光泽。这种服用方法，不妨一试。

珍珠粉一般中药店有售，亦可按上法制备。但要注意区别天然珍珠粉与人工养殖珍珠粉，其方法是：将珍珠粉用手掌一搓，成丸者为天然珍珠粉，否则即为人工养殖珍珠粉。

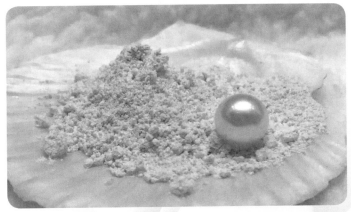

珍珠粉指的是用珍珠研磨的细粉，里面含有多种氨基酸和微量元素，无论是内服还是外敷，都能够起到非常好的美白效果

延年悦泽方

验方组成： 茯苓 1500 克，菊花 750 克。

美颜功效： 健脾和胃，养血润容。

制用 DIY： 茯苓、菊花捣细为末，以炼成的松脂拌和为丸，如弹子大，贮瓶备用。每次服 1 丸，每日二次，以酒溶化后服用。

附记： 引自《太平圣惠方》。

方解心悟： 祖国医学认为，人体体质禀受于先天父母，但强壮体质、延年益寿，还在于后天的培养。茯苓为上品之药，早在晋代的《肘后备急方》中，就有其治疗面色黯黑的记载。其功为健脾和胃，使脾胃健运，生化气血，五脏得气血濡养而不衰，面部受气血滋润而悦泽。菊花亦上品之药，明代李时珍在《本草纲目》中称赞菊花入血分，能"益血润容""久服令人好颜色不老"。松脂，药王孙思邈、诗人苏东坡均谓久服能驻颜乌须。故茯苓与白菊花组合成方，加松脂为丸，长期服用，可使人体脾胃健强，长寿驻颜。

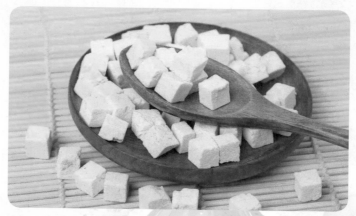

茯苓可健脾和胃，生化气血，五脏得气血濡养而不衰，面部受气血滋润而悦泽

纯阳红妆丸

验方组成：补骨脂 120 克，胡桃肉 120 克，莲肉 30 克，葫芦巴 120 克。

美颜功效：补肾助阳，驻颜美容。

制用 DIY：四味药研为粉末，以酒相伴为丸，如梧桐子大，贮瓶备用。每服 30 丸，空腹酒下，每日一次。

附记：引自《普济方》。

方解心悟：面容的悦泽与否，与肾中的阳气有极为密切的关系。《黄帝内经》中，就有关于肾中阳气衰退可致面容憔悴的论述。本方四味药，均为温肾助阳之品，其目的在使肾中阳气充足，上达于面部温养皮肤、悦泽面容。其中胡桃肉为常用的食物，富含维生素 A、B₁、B₂、C、E 等，能保持皮肤光滑，预防色素沉着，防止皮肤老化。故孟诜《食疗本草》认为，常服胡桃，可以使"骨肉细腻光润"。据临床报道，补骨脂在治白癜风过程中，可以使颜面色素得到恢复，说明补骨脂具有增加面部皮肤正常色泽的功用。故补骨脂与胡桃肉配伍既能润泽，又能增色。选药时，应注意本方偏于温补，因此，阴虚火旺、体瘦、口干舌燥、大便秘结者，均不宜使用。

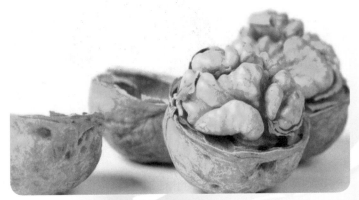

胡桃肉为常用的食物，富含维生素 A、B₁、B₂、C、E 等，能保持皮肤光滑，预防色素沉着，防止皮肤老化

交藤丸

验方组成：何首乌赤白者各 500 克，白茯苓 150 克，牛膝 60 克。

美颜功效：补脾益肾，驻颜乌发。

制用 DIY：将上药捣细为末，蜜和为丸，如梧桐子大，贮瓶备用。每次酒下 30 丸，每日一次。

附记：引自《古今图书集成·医部全录》。

方解心悟：何首乌一药，功在补肝益肾，唐代已开始用于美容乌发。《开宝本草》谓首乌"益血气，悦颜色"。据说何首乌之名，来自古时何田儿偶见山野野藤相交，久服之而旧疾皆愈，头发乌黑，容貌还童。故历代均将其作为延年益寿、乌发美容的要药。据药理实验证明，何首乌所含卵磷脂为细胞膜的重要原料，能促进细胞的新陈代谢和生长发育，从而延缓细胞的衰老，益寿驻颜。方中的牛膝和茯苓，亦功在于双补脾肾，使气血充足，面容悦泽。选何首乌时，宜选大个、质坚实而重，断面有云锦状的纹理者入药。另外，原书谓服此方"应忌食猪羊血"，可供参考。

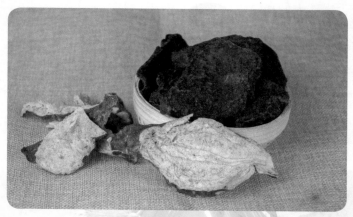

何首乌所含卵磷脂为细胞膜的重要原料，能促进细胞的新陈代谢和生长发育，从而延缓细胞的衰老，益寿驻颜

乌麻散

验方组成： 黑芝麻不拘多少。

美颜功效： 补肝养血，润泽皮肤。

制用DIY： 将黑芝麻淘洗干净，甑蒸，令蒸汽充入于黑芝麻之间，即所谓"上气"。取出，曝干，以水淘去沫，再蒸，如此反复9次。用开水烫脱其皮，筛净，炒香为末，白蜜或枣膏和丸，如弹子大。空腹食用，每服温酒调下6克。每日二次。

附记： 引自《太平圣惠方》。

方解心悟： 黑芝麻又名胡麻，以山西上党地区所产者为佳。《神农本草经》列为上品，其作用机理在于补肝养血，使血荣养于面。就现代药理论之，其有效成分为维生素E。维生素E系抗衰老药物，它是一种抗氧化剂，能抑制褐脂素的形成和积累，从而延缓皮肤细胞的衰老。黄元御《玉楸药解》认为，黑芝麻能疗皮肤发枯。现代科学家亦认为，黑芝麻是改变粗糙皮肤的最好食物，宜每天吃炒黑芝麻40克，慢慢增至80克，经过14天，皮肤就会润泽起来，连服5月，能使顽固粗糙或干燥皮肤变得细腻，恢复皮肤弹性。读者不妨一试此法。由于黑芝麻含脂肪油达60%，故脾虚便溏者忌用。

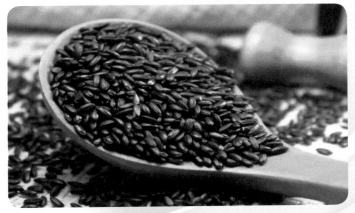

黑芝麻中的维生素E是一种抗氧化剂，能抑制褐脂素的形成和积累，从而延缓皮肤细胞的衰老

仙莲丸

验方组成： 莲花 210 克，藕 240 克，莲子 270 克。

美颜功效： 健脾补肾，活血驻颜。

制用 DIY： 将上药用砂锅蒸熟，晒干，研细末，炼蜜为丸，如梧桐子大，贮瓶备用。每次服 10 克，每日三次，开水送下。

附记： 引自《援生四书》。

方解心悟： 莲花、莲子及藕为睡莲科植物莲的花、果实、根茎，能健脾开胃，补肾活血，使肾气充盛，血脉流畅，脾、胃健运，水谷中的精微物质变化为气血，源源不断地供养肌肤，从而收到益色驻颜效果。《日华子本草》认为，莲花能"益色驻颜"，其重要原因在其花粉。目前，世界上有一种服食花粉延年美容热。花粉是有花植物雄蕊中的生殖细胞，呈粉状，其生命力很强，耐高温、抗低温，即使零下 24℃也能生存 5 年。据化学成分分析：花粉营养丰富，其蛋白质含量高达 35%，为牛肉、鸡蛋、干酪的 5 ~ 7 倍，且蛋白质有一半是以游离氨基酸的形式存在，易为人体吸收。科学家们研究发现，花粉中含有美容所必需的 14 种维生素，能使皮肤润滑、平展。因此，目前欧美大兴服食花粉之风，出现了"六花粉健康补品"等花粉食品。可见，原书谓服食莲花能悦色、延年不老是有一定科学根据的。但要注意，对花粉过敏的人，不宜服用此方。另外，原书谓："七月七日采莲花，八月八日采莲根（藕），九月九日采莲子"。其实不必拘泥，但须七、八、九三月分别采撷，并令其阴干即可。

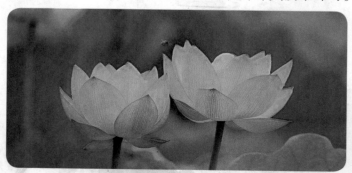

莲花能"益色驻颜"，其重要原因在于花粉中含有美容所必需的 14 种维生素，能使皮肤润滑、平展

桃花散

验方组成：桃花不拘多少。

美颜功效：活血红颜，泽面。

制用DIY：三月桃花将开时采收，阴干，捣细为散。每次服6～9克，以粥饮调下，每日三次。

附记：引自《太平圣惠方》。

方解心悟：以桃花内服美容，早见于晋代葛洪所著的《肘后备急方》，以后历代方书均有记载，皆谓其能"令人面洁白光泽，颜色红润"。最近研究证明，桃花有预防人体皮肤皱纹的作用。从中医角度认为，是因为桃花能活血，使血脉通畅，面部细胞得到充分的滋养而不易衰老，又以调和营卫气血的粥饮调服，不仅味美可口，而且更增强其悦泽红颜的功效。本方取材方便，制作简单，历代流传，可以一试。

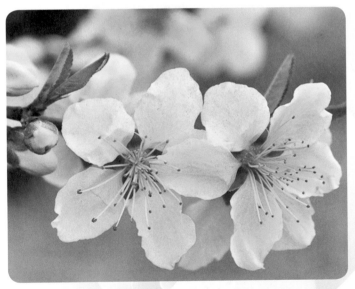

以桃花内服美容，早见于晋代葛洪所著的《肘后备急方》，以后历代方书均有记载，皆谓其能"令人面洁白光泽，颜色红润"

山芋丸

验方组成： 山芋 30 克，仙灵脾 30 克，车前子 90 克，菟丝子 90 克。

美颜功效： 补肝益肾，驻颜悦色。

制用 DIY： 车前子、菟丝子酒浸一夜，焙干，合前二味研细，过筛为细末，炼蜜为丸，如梧桐子大，贮瓶备用。每次服 15 丸，饭前盐汤下，每日三次。

附记： 引自《圣济总录》。

方解心悟： 山芋即山药，仙灵脾学名为淫羊藿，二药与菟丝子配伍，能补肝肾，填精髓；车前子可行肝疏肾，畅郁和阳，能协助前 3 味药发挥补益肝肾的作用，从而使肾精肝血充盛，气血荣于面部，起到悦色驻颜的作用。

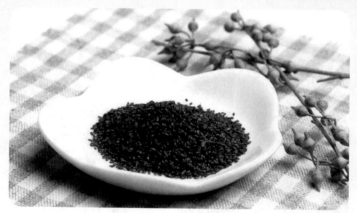

车前子为甘凉之品，有清热渗利之功，可作为美容治疗之用

牛乳丸

验方组成：黄牛乳 250 克，生姜汁 120 克，椒目 10 克，白茯苓 15 克，人参 15 克。

美颜功效：开胃补脾，润肤泽颜。

制用DIY：将人参、茯苓研为细末，以生姜汁和牛乳煮熟，入花椒末及人参、茯苓末，熬成膏，为丸如梧桐子大。每次服 20 丸，温开水送下，每日三次。

附记：引自《圣济总录》。

方解心悟：脾为气血生化之源，要得面色红润，须脾胃功能正常，使气血充盛。本方即是从开胃健脾、开发气血之源这方面考虑的。方中人参、茯苓、牛乳健脾益气，生姜汁、椒目开胃。全方性味较平和，可作为长期服用的补益美容方剂。

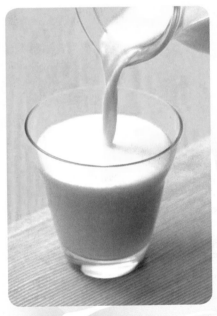

牛奶含有丰富的乳脂肪、维生素与矿物质，具有
生津止渴、滋润肠道、清热通便、补虚健脾等功效，
能防止肌肤干燥，并可修补干纹，美容效果极佳

203

黄精冰雪丸

验方组成：生黄精 6000 克，生地黄 2500 克，白蜜 2800 克。

美颜功效：补益脾肾，颐养容颜。

制用 DIY：将黄精、生地捣取汁，其汁与白蜜相和于铜锅内，搅匀，慢火煎之，令稠，丸如核桃大。每次服 1 丸，以温酒研丸服之，每日三次。

附记：引自《太平圣惠方》。

方解心悟：黄精以块大、色黄、断面透明、质润泽、匀称者为佳。自古以来认为，黄精为服食延年美容之要药，其功在补中益气，而达到悦容的目的。唐朝大诗人杜甫赞之曰："扫除白发黄精在，君看他年冰雪容。"可见黄精有益寿驻颜之功。再配以滋阴的生地、美容佳品蜂蜜，更增加其悦泽容颜之功。由于黄精质润，蜂蜜润肠，故中寒泄泻者不宜服用。

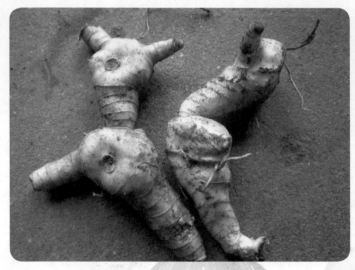

黄精是一味常用的抗衰老、养生与美容中药，几乎在历代本草书籍中均有记载

玉竹丸

验方组成： 鲜玉竹 1500 克。

美颜功效： 滋肺养阴，生津润颜。

制用 DIY： 每年 2 月、9 月采鲜玉竹根 1500 克，切碎置锅内，加水 5 公斤，从早至晚煮之，并以手捏烂。然后用布包榨取其汁，熬稠。其渣晒干，研为细末，再同其汁熬至可作丸，丸如鸡蛋黄大。每次服 1 丸，以温开水下，每日三次。

附记： 引自《太平圣惠方》。

方解心悟：《神农本草经》称玉竹为女萎，列为药中上品，谓其："久服去面黚，好颜色，润泽"。相传名医华佗入山见仙人服玉竹，以告其弟子樊阿，樊阿服之，寿高百岁。所谓"仙人"显系假托，但说明在汉代，我国人民就已开始用玉竹延年益寿。其能"好颜色"，缘其为质润之品，大补肺阴，养阴生津，使肺得润养，外布津液滋润皮肤，故面部皮肤润滑光泽。

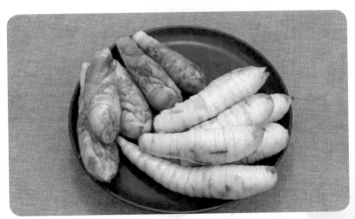

玉竹为质润之品，大补肺阴，养阴生津，使肺得润养，外布津液滋润皮肤，故面部皮肤润滑光泽

冬瓜子丸

验方组成：冬瓜仁 1800 克。

美颜功效：化痰利水，悦白皮肤。

制用DIY：冬瓜仁去皮，捣为丸，如梧桐子大，贮瓶备用。每次空腹服30丸，每日一次。

附记：引自《普济方》。

方解心悟：面色黯黑产生的原因之一，是由于痰饮浸渍于面部。冬瓜仁为化痰利水的要药，能使水去痰消，面黑变白，故原书谓能"令人白净如玉"。

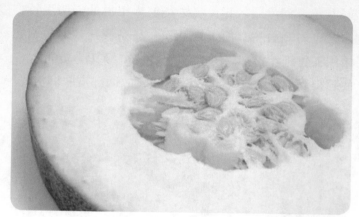

冬瓜仁为化痰利水的要药，能使水去痰消，面黑变白

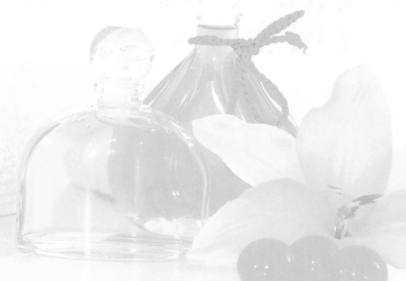

升麻白芷汤

验方组成： 升麻 9 克，防风 9 克，白芷 9 克，芍药 1 克，苍术 1 克，黄芪 3 克，人参 3 克，葛根 12 克，甘草 1.5 克。

美颜功效： 补中升阳，祛风燥湿，白面驻颜。

制用 DIY： 将上药一剂，加水 500 毫升，煎时加姜 3 克、枣 3 克，浓缩至 300 毫升即成。每日服用 2 次。

附记： 引自《寿世保元》。

方解心悟： 中医认为，面部为手足阳明经脉循行的部位，特别是足阳明胃经所属的胃腑，主腐熟消化食物，称为气血之海。一旦阳明经气血不足，或外有风邪侵袭阳明经，使气血失和，面部缺少气血的濡养，皆可导致面部皮肤黯黑。本方重在补益中气，升举阳明经脉之血气，兼去风邪，使气血调和，上荣于面。方中白芷，早在汉代的《神农本草经》就认为可以"长肌肤，润泽"；苍术燥湿运脾以绝生痰之源；人参、黄芪、甘草为本方大补中气的主药；葛根尤能升举阳明之气；芍药能活血行瘀，使面脉血脉流畅，不致凝瘀为黯。原方药量偏小，今按原方比例，适当增加了药物分量。

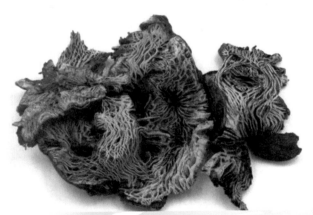

升麻善于疏风清热，性善向上；又善解阳明热毒，
而能洁齿香口，故头面部的损容性疾病多用之

苍术丸

验方组成：苍术不拘多少，白茯苓 250 克。

美颜功效：运脾补脾，润养容颜。

制用 DIY：苍术不计多少，米泔水浸 3 日。取出刮去黑皮，切片曝干，慢火炒黄，细捣为末。后用苍术末 500 克，蒸过白茯苓末 250 克，炼蜜和丸如梧桐子大。每次服 15 丸，空腹或临卧时，用温开水送下。

附记：引自《类编朱氏集验医方》。

方解心悟：苍术燥湿运脾，茯苓补脾利水，旨在使脾胃健运，气血生化源源不断，面部有充足的血液荣养而驻颜美容。值得一提的是，苍术还是一味历代相传的美容要药，它能燥湿运脾，使痰饮不生，则面黯可除。据葛洪《抱朴子》记载，汉代末一逃难妇女饥困欲绝，有人教之食苍术，在十年后，面部肤色变得年青美貌了。据现代药物成分分析，苍术含有丰富的胡萝卜素，能防止皮肤老化，保持皮肤光滑。

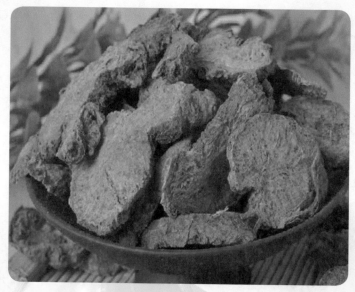

苍术是一味历代相传的美容要药，它能燥湿运脾，
使痰饮不生，则面黯可除

白杨皮散

验方组成：冬瓜仁 560 克，白杨树皮 280 克，桃花 560 克。

美颜功效：祛风活血，悦泽面容，治疗面部黑斑。

制用 DIY：将上药研为粉末，过筛即可。欲面色红可加重桃花用量，欲面色白可加重冬瓜仁用量。每次服 1 克，用温酒送下，每日三次。

附记：引自《普济方》。

方解心悟：黯即面上长的小黑点或小黑斑，多由风邪客于皮肤，致令气血不调；或由于人体内痰饮浸渍，泛溢于面而成。冬瓜仁亦是食品，《食疗本草》说：能"令人白净如玉。"其功在于化痰利水；白杨皮具祛风、活血、消痰等功用；桃花亦能活血。三味药配伍，内能祛痰活血，外能祛风散邪，能使血脉和利，荣于皮肤，故可以消除面部黑斑，悦泽面容。

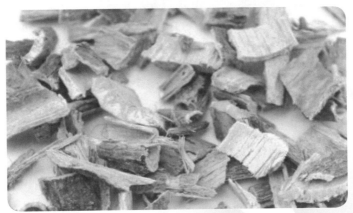

白杨皮具有祛风、行瘀、消痰的功效，可治风痹、脚气、扑损瘀血、妊娠下痢、牙痛、口疮等症

面上黑斑方

验方组成：苍耳子不拘多少。

美颜功效：祛风，治疗面部黑斑。

制用DIY：将苍耳焙干为末，贮瓶备用。每次服3克，于饭后米汤调下，每日三次。

附记：引自《经验良方》。

方解心悟：本方的适应范围是风邪搏于面部皮肤，气血失和而形成的黑斑。主要通过苍耳子祛除风邪，治疗病因，而达到消灭面部黑斑的目的。

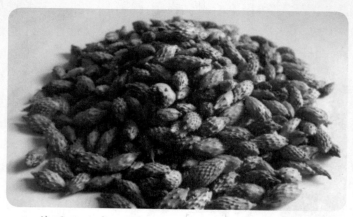

苍耳子味辛、苦，性温，有毒，散风湿、通鼻窍、止痛杀虫，用于风寒头痛、鼻塞流涕、齿痛、风寒湿痹、四肢挛痛、疥癣、瘙痒

赞绿珠

验方组成： 绿豆 30 克，赤小豆 15 克，百合 15 克。

美颜功效： 润肺，活血，润肤，治疗面部黑斑。

制用 DIY： 将上药洗净，加水 500 毫升，微火煎至 300 毫升即可。每次服 50~100 毫升，每日早、晚各一次。

附记： 引自《家庭饮食指南》。

方解心悟： 中医认为，皮肤润泽在于肺能将气血、津液宣布于体表肌肤，面部红润有赖于心脏推动血液上达于面部，使面部皮肤有充足的血液供应。如果面部皮肤得不到血液、津液的营养，血液运行不畅，则血液瘀阻，皮肤失养而面部发生黑斑，称为血不外华于肤。古代方药书记载的赤小豆入心经，能使经脉通利，血液和畅。《食疗本草》认为，绿豆入心经，能"润皮肉"。据现代研究亦认为，绿豆对面疮、面斑等皮肤病有显著的效果。百合能润养肺经，使肺经功能正常，气血津液能供养皮肤。三味药物合用，能使肺得补养而肤润，血脉和畅而面红。现代医学认为，面部黑斑的产生，是由于体内酪氨酸氧化转变成黑色素堆积而成。本方之中绿豆、赤小豆、百合均富含维生素 C，能使黑色素直接还原而起一种漂白作用。因此，本方对面部黑斑具有较好的防治作用。选用百合时，宜选瓣小、质厚、色黄白或白色、味甘者入药。

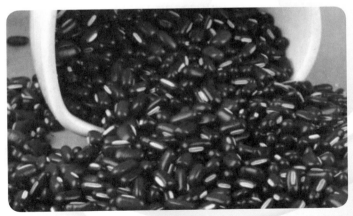

赤小豆性凉，且有良好的利水排毒作用，可以消除面部皮肤黄褐斑、青春痘或痤疮等

木兰散

验方组成： 木兰皮 500 克，陈年老醋适量。

美颜功效： 清热解毒，散瘀杀虫，治疗酒渣鼻、粉刺及雀斑等面部疾病。

制用 DIY： 将木兰皮浸入陈醋中，14 天后取出焙干，捣细为散。每次服 3 克，于食后用浆水下，每日三次。

附记： 引自《小品方》。

方解心悟： 酒渣鼻亦名酒糟鼻、红鼻子，指鼻子上所起的红斑、丘疹、小脓疮等。酒渣鼻的发生，与毛细血管异常扩张、皮脂腺分泌增多及毛囊虫的感染、寄生有关。中医认为，酒渣鼻是由肺胃炽热，上蒸于面，复因风寒外束，血瘀凝结而成；或因素喜辛辣、甘腻食品，嗜酒造成热势上冲于面，复遇冷气相搏而生。木兰皮味苦性寒，《神农本草经》谓其"主身有大热在皮肤中，去面热赤疮酒渣"，为历代治疗酒渣鼻的要药。陈醋味酸苦，具有散瘀、解毒、杀虫、消食等多种功用，对因饮酒、食积、风寒外束、血液瘀滞而成的酒渣鼻极为适合。浆水功在调中和胃。三药配伍，成为一首治疗酒渣鼻较好的方剂。自汉代的《古今录验方》、晋代的《小品方》、宋代的《太平圣惠方》、明代的《普济方》均记载此方，足见其确为治疗酒渣鼻的有效验方。由于本方能清热、解毒、散瘀，故对热毒所致的粉刺、雀斑亦有一定的治疗作用。另外，服药期间应戒酒、肥甘、辛辣炙煿之品，面部应避免寒冷刺激。

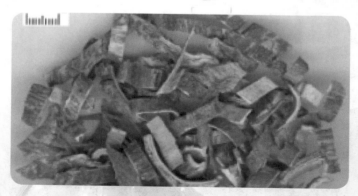

木兰皮味苦性寒，《神农本草经》谓其"主身有大热在皮肤中，去面热赤疮酒渣"，为历代治疗酒渣鼻的要药

荠桂散

验方组成： 荠苨 60 克，肉桂 10 克。

美颜功效： 清热解毒，散瘀消肿，引火归元，治疗粉刺、雀斑等面部疾病。

制用 DIY： 将上药研为细末，贮瓶备用。每次 3 克，以醋冲服，每日一次。

附记： 引自《普济方》。

方解心悟： 粉刺多由肺经血热郁于皮肤而成，但亦有因肾火上冲而致者。原书谓"治少年气盛，面生疱疮"。这是因为青年肾中相火易为扰动，上冲于面，火盛成毒，瘀滞于血脉、皮肤之中，乃发为粉刺。荠苨甘寒，清热解毒之力较强，直接针对粉刺的病因热毒；肉桂虽为辛热之品，在此一方面能导引阳气，宣通经脉，更重要在于善引上冲之相火下归于肾，有助荠苨清热解毒；醋能行瘀解毒。全方功在清热解毒，散瘀消肿，引火归元，从而达到治疗粉刺的目的。

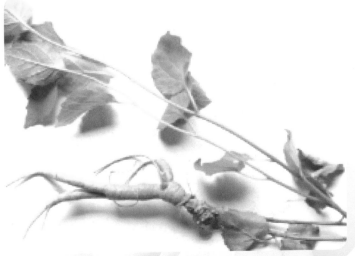

荠苨甘寒，清热解毒之力较强，直接针对粉刺的病因热毒

化瘀散结丸

验方组成：归尾 60 克，赤芍 60 克，桃仁 30 克，炒莪术 60 克，红花 30 克，昆布 30 克，海藻 30 克，炒三棱 30 克，夏枯草 60 克，陈皮 60 克，制半夏 60 克。

美颜功效：活血化瘀，消痰软坚，治疗面部瘢痕及粉刺、雀斑。

制用 DIY：将上药研为细末，水泛为丸，如梧桐子大，贮瓶备用。每次服 9 克，每日一次。

附记：引自《朱仁康临床经验集》。

方解心悟：本方主要治疗因痰瘀胶结所致的囊肿性痤疮，即面颊部可见密集之黑头粉刺，散在脓疮，囊肿，或萎缩性疤痕。方中药物可分为两组：一组为活血化瘀之品，如归尾、桃仁、红花、炒三棱、炒莪术；一组为软坚消痰之药，如昆布、海藻、夏枯草、陈皮、半夏。总之，本方使痰消结散，瘀去血行，而治疗痰瘀互结的囊肿性痤疮。服用本方时，可补搽去斑膏或颠倒散。因本方破血之力强，血虚者、孕妇以及女性月经期忌服。

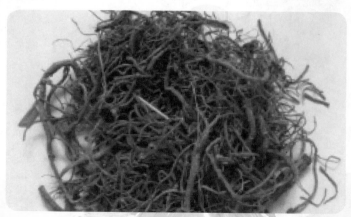

归尾可增强人体新陈代谢和内分泌功能，防治面部干燥、脱屑、瘙痒等疾病，使皮肤光泽细嫩

凉血四物汤

验方组成：生地黄 30 克，当归 9 克，川芎 6 克，陈皮 9 克，红花 9 克，黄芩 9 克，赤茯苓 9 克，生甘草 6 克。

美颜功效：清热凉血，活血祛瘀，治疗粉刺、酒渣鼻。

制用 DIY：以水 500 毫升，煎取 300 毫升。每日服一剂，分 3 次服。

附记：引自《医宗金鉴》。

方解心悟：本方治疗粉刺日久及酒渣鼻中期及后期血瘀凝结，鼻先红而后紫暗者。方中生地滋阴凉血，当归、川芎、赤芍、红花活血祛瘀，黄芩清肺热，佐以陈皮理气，赤茯苓清热利湿，甘草清热解毒。原方剂量偏小，今据临床应用经验略有增加。

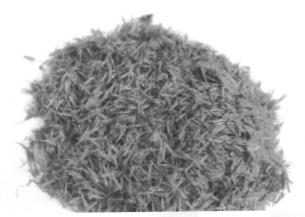

红花可以活化肌肤，补充肌肤元气，提高肌肤角质细胞储水、锁水的能力，让肌肤瞬间水润晶莹，白皙动人

栀子仁丸

验方组成：栀子仁 30 克。

美颜功效：清三焦实火，治疗粉刺、酒渣鼻。

制用 DIY：将栀子仁研为细末，水泛为丸，如梧桐子大。每次服 6 克，温开水送下，每日 2 ～ 3 次。

附记：引自《证治准绳》。

方解心悟：面部发生粉刺、酒渣鼻，往往因为肺胃蕴有热邪。方用栀子仁轻清上行，以泻肺火，又解心热，故《神农本草经》谓其主治"面赤，酒疱渣鼻。"可见本方确为治疗粉刺、酒渣鼻的有效方剂。

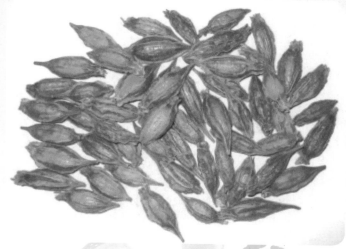

栀子仁轻清上行，以泻肺火，又解心热，故《神农本草经》谓其主治"面赤，酒疱渣鼻。"

清肺散

验方组成： 连翘9克，川芎9克，白芷9克，片黄芩9克，川黄连9克，沙参9克，荆芥9克，桑白皮9克，栀子9克，贝母9克，甘草9克。

美颜功效： 清肺解毒，疏风散结，治疗粉刺。

制用DIY： 以水500毫升，煎至300毫升。每日服一剂，饭后服，每日三次。

附记： 引自《医部全录》。

方解心悟： 粉刺，在《黄帝内经》中称为"痤"，隋唐时代名为"渣疱""面疱"。由于本病的发生与感受风邪及饮酒、喜食辛辣炙煿之品有关，故明清时代又称"肺风粉刺""酒刺""谷嘴疮"，现在有人称之为"青春痘"。本方主治因肺经郁热，外受风热，以致血热瘀滞于肌肤而发的粉刺。方中黄芩、黄连、栀子、桑白皮清泻肺火，解除热毒；荆芥祛风；贝母散结；热盛易致津伤，故少佐沙参润肺生津。总之，全方具有较强的清热、解毒、祛风、散结、治疗粉刺的作用。清代名医沈金鳌认为，"此方专治面生谷嘴疮，俗名粉刺。"

片黄芩即枯芩，为黄芩的老根，因其断面呈棕黑色的朽片状，故名。现代医学认为，粉刺容易并发细菌感染，而黄芩中的煎剂对常致皮肤感染的如链球菌、金黄色葡萄球菌有明显的抑制作用，这就为黄芩治粉刺提供了科学依据。方中甘草宜用清热解毒的生甘草。贝母则以具有消肿散结作用的浙贝母为宜。原方剂量偏小，选用时适当增加了剂量。由于冷水洗脸或食辛辣炙煿肥腻之品，可加重病情，故用温水洗脸，戒辛辣炙煿、肥甘之品，也是必要的。

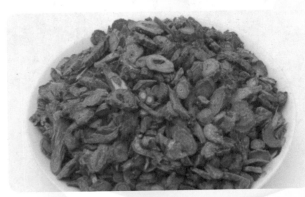

片黄芩即枯芩，为黄芩的老根，因其断面呈棕黑色的朽片状，故名

痤疮平

验方组成： 金银花 15 克，蒲公英 15 克，虎杖 12 克，山楂 12 克，炒枳壳 10 克，酒大黄 10 克。

美颜功效： 清热解毒，活血通腑，治疗粉刺。

制用 DIY： 以水 500 毫升，煎取 300 毫升。每日服 1 剂，早、中、晚服用，每日三次。

附记： 引自《中医皮肤科诊疗学》。

方解心悟： 粉刺形成之后，面部疙瘩肿起，里面多为乌黑的瘀血停积，且易并发细菌感染。本方以金银花、蒲公英清热解毒；虎杖、山楂、枳壳、大黄活血行气，散瘀消肿；大黄具轻微的泻下作用，使热毒从大便排出。药理实验证实，金银花、蒲公英对易致皮肤感染的金黄色葡萄球菌、链球菌有较强的抑制作用，故本方亦有防止粉刺并发细菌感染的作用。原方金银花、蒲公英、虎杖用量偏小，使用时可用至 30 ~ 60 克。方中大黄有活血破瘀作用，孕妇忌用。

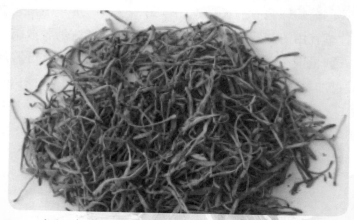

金银花对易致皮肤感染的金黄色葡萄球菌、链球菌有较强的抑制作用，可以防止粉刺并发细菌感染

枇杷清肺饮

验方组成： 人参1克，炙枇杷叶6克，甘草1克，黄连3克，桑白皮6克，黄檗3克。

美颜功效： 清热泻肺，治疗粉刺。

制用DIY： 用水500毫升，煎至300毫升。每日服1剂，空腹饮下，每日三次。

附记： 引自《医宗金鉴》。

方解心悟： 枇杷叶苦凉，入肺胃经，主清肺降气，《本草从新》认为其"善清肺气，降肺火"，故为主药。黄连、桑白皮、黄檗均能清热泻肺解毒，协助枇杷叶清降肺火。至于人参、甘草，用量较小，意在补肺气使皮肤腠理固密，增强机体的抵抗力，使之不受外来之邪的侵袭。国外有人报道，老年人服用人参，经过一段时间后，面色变得红润，皮肤显得柔润细软，头发乌黑，精神抖擞。现代研究证实，人参中的人参皂甙有促进皮肤血液循环，使毛细血管和小动脉扩张，增强皮肤营养供应，增进皮肤的新陈代谢，提高皮肤细胞的生命活力，从而使皮肤保持弹性和抵御外界不良刺激。本方为一首专治粉刺的有名方剂，疗效肯定。原书云须配合颠倒散（见"本草软膏还女性活色生香"一节），缓缓收效。

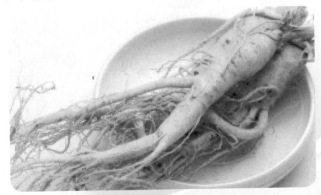

人参中的人参皂苷可促进皮肤血液循环，提高皮肤细胞的生命活力，从而使皮肤保持弹性和抵御外界不良刺激

219

黄连散

验方组成：黄连 10 克，木兰皮 10 克，大猪肚 1 个。

美颜功效：泻火解毒，治疗粉刺。

制用 DIY：将猪肚洗净，将黄连、木兰皮捣为细末，放入猪肚中，缝合口。蒸熟猪肚，取出黄连、木兰皮，再将猪肚细切，曝干，捣为细末，贮瓶备用。每次服 6 克，温开水调下，空腹或临卧时服。

附记：引自《普济方》。

方解心悟：肺经血热郁于面部，常为粉刺发生的主要原因。但中医亦认为，心主血，其华在面，故粉刺的发生与心也有一定的关系。黄连，为清热泻火的常用药。《本草新编》谓黄连"入心与包络，最泻火"。木兰皮专除皮肤中的热邪。二药合用，泻火解毒。猪肚甘温，古人认为是"补脾胃之要品"，这里主要在于防止黄连、木兰皮苦寒太过，伤及脾胃。原书未标出黄连、木兰皮的用量，今据中药书常用剂量补上。

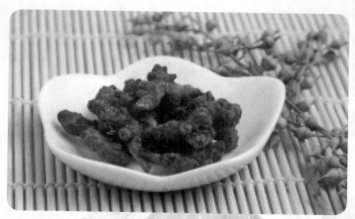

黄连，为清热泻火的常用药，《本草新编》谓其"入心与包络，最泻火"

五参丸

验方组成：紫参 30 克，丹参 30 克，党参 30 克，苦参 30 克，沙参 30 克。

美颜功效：活血祛风，清热养肺，治疗粉刺。

制用DIY：将上药研为细末，加胡桃肉捣烂为丸，如梧桐子大，贮瓶备用。每次服 30 丸，于饭后服，用清茶送下，每日三次。

附记：引自《国医灵验方案大全》。

方解心悟：粉刺之因虽为肺经血热，但久而不愈，又与血瘀及正虚不能托邪外出有关。本方以紫参、丹参活血祛瘀；苦参祛风清热；党参、沙参补气养肺，扶正以祛邪。五药配伍，组成一首既能祛邪，又可扶正的治疗粉刺的方剂，对久患粉刺，兼有血虚及正气不足的人较为适合。

另外，中药书上紫参有三种。这里用的紫参，是唇形科植物紫参的全草，又名小丹参、石见穿。本方丹参、紫参均有活血祛瘀作用，故孕妇忌用。

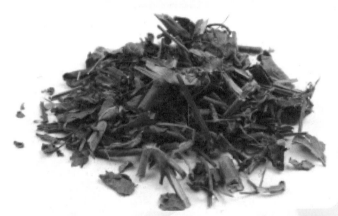

紫参可以清热解毒、活血化瘀，对于一些急慢性的热症都有很好的功效

荆芥散

验方组成：荆芥穗 60 克，防风 30 克，杏仁 30 克，白僵蚕 30 克，炙甘草 30 克。

美颜功效：祛风清热，治疗粉刺、酒渣鼻等面部疾病。

制用DIY：将上药研为细末，贮瓶备用。每次服 6 克，于饭后用清茶调下，每日三次。

附记：引自《古今图书集成·医部全录》。

方解心悟：粉刺、酒渣鼻的形成除与风热之邪有密切关系外，还可因风寒外搏于面部皮肤所致。正如《黄帝内经素问》指出："劳汗当风，寒搏为渣。"本方重在以荆芥穗、防风、杏仁、白僵蚕疏风散寒，使风寒之邪去而粉刺、酒渣鼻等面部疾患得以消除。

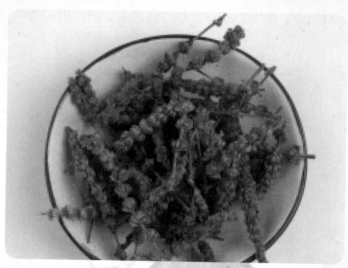

荆芥穗长于宣散疹毒、祛风止痒，可治风疹及一切皮肤瘙痒，并能宣通壅结而消除疮肿

白老汤

验方组成：白芷 20 克，老君须 9 克，人参 9 克，炙甘草 3 克，川椒 3 克。

美颜功效：扶正祛邪，祛风解毒，治疗粉刺。

制用 DIY：将上药加水煎煮，共煎 2 次，兑匀备用。每日一剂，分 2 次于饭后服用。

附记：引自《健与美杂志》。

方解心悟：中医认为，人体正气强盛，则外邪不能侵袭。反之，若有外邪侵袭人体，则多有正气不足。本方立法之意在于扶助正气以祛邪外出。方用长于治头面诸疾的白芷祛风消肿；川椒"主风邪气"（《神农本草经》），"开腠理，通血脉，"使腠理开通，风邪可从皮肤而出；更用人参、老君须、炙甘草补益人体正气，配合白芷、川椒开腠理，祛风邪，一鼓作气，将邪气祛出体内，则粉刺因而消除。原书谓本方见效最快者 5 天，慢者 25 天，有效率达 90% 以上，可见本方不失为治疗粉刺的好方剂。

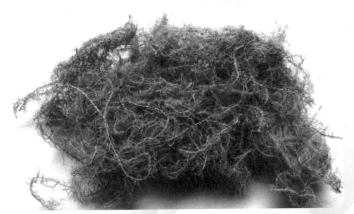

老君须为萝藦科植物竹灵消的根或地上部分，具有清热凉血、利胆、解毒之功效

去疣二号方

验方组成： 马齿苋 60 克，蜂房 9 克，生薏米 30 克，紫草 15 克。

美颜功效： 解毒去疣。

制用 DIY： 以水 500 毫升，煎取 300 毫升。每日服一剂，7 剂为一疗程，至多二个疗程即效。

附记： 引自《朱仁康临床经验集》。

方解心悟： 马齿苋清热解毒；生薏米除湿去疣；紫草凉血清热；蜂房以毒攻毒；合而用之，去疣解毒。

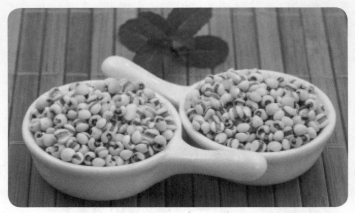

生薏米性味甘淡微寒，有利水消肿、健脾去湿、舒筋除痹、清热排脓等功效，为常用的利水渗湿药

去疣三号方

验方组成：马齿苋 60 克，败酱草 15 克，紫草 15 克，大青叶 15 克。

美颜功效：清解疣毒。

制用 DIY：以上诸药加水 500 毫升，煎取 300 毫升。每日服一剂，7 剂为一疗程，至多服二个疗程即效。

附记：引自《朱仁康临床经验集》。

方解心悟：马齿苋、败酱草、大青叶皆为强有力的清热解毒药物，紫草凉血清热。综合起来，可清解疣毒。本方可配合前面水润容颜常补美容液一节中的"疣洗方"用。

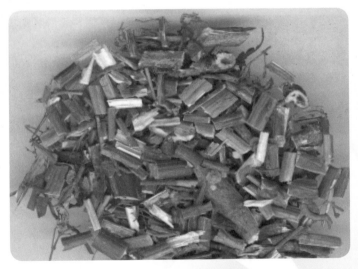

败酱草为草本植物，味辛、苦，用于中药熬煮时
有浓烈的脚臭味，有清热解毒、祛瘀排脓等功效

苍耳膏

验方组成：新鲜苍耳适量。

美颜功效：祛风散湿，治疗白癜风。

制用DIY：苍耳连根带叶洗净，入大锅内煮烂，取汁，绢滤过，再熬成膏，瓷罐盛之。每次服一匙，含口内，黄酒送下。每日早晚各服一次。

附记：引自《医宗金鉴》。

方解心悟：风为百病之长，常常挟湿邪为患，故白癜风亦可因风邪挟湿而发生。本方苍耳既能散风，又可祛湿，可谓一举两得。原书谓"服后有风处，必出小疮如豆粒，此风毒出也。"可作参考。

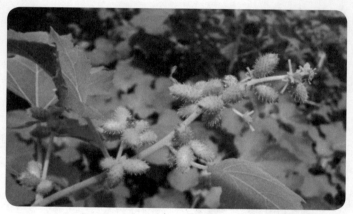

苍耳子味辛、苦，性温，有毒，具有散风除湿、消风止痒的功能，常用于皮肤痒疹及其他皮肤病

浮萍丸

验方组成： 紫背浮萍适量

美颜功效： 祛风活血，治疗白癜风。

制用DIY： 取较大的紫背浮萍，洗净，晒干，研为细末，炼蜜为丸，如弹子大。每服一丸，豆淋酒下，每日二次。

附记： 引自《医宗金鉴》。

方解心悟： 白癜风多因风邪侵袭人体皮肤，气血失和而致。紫背浮萍为祛风散邪的常用药，其发散之力较大，对风邪所致的白癜风有肯定的疗效。豆淋酒即用黑大豆250克，炒至烟起，冲入醇酒1500毫升，浸一日夜，去豆即得。用豆淋酒送服浮萍丸，主要取黑大豆祛风活血，酒通行血脉、行药势的功效，协助浮萍祛散外来的风邪。用温开水送服药丸亦可，不过见效要慢一些。

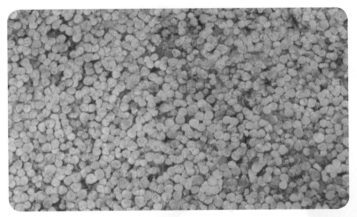

紫背浮萍为祛风散邪的常用药，其发散之力较大，
对风邪所致的白癜风有肯定的疗效

黑芝麻散

验方组成： 黑芝麻 1200 克，桃仁 250 克，生干地黄 250 克。

美颜功效： 补肝肾，活血，治疗白癜风。

制用DIY： 黑芝麻九蒸九曝，去皮，桃仁温水汤去皮尖及双仁，麸炒微黄。二药并生干地黄研细，过筛为散。每次服 9 克，以蜂蜜水调下，每日二次。

附记： 引自《太平圣惠方》。

方解心悟： 本方是一首扶正祛邪、治疗白癜风的方剂。中医认为，正气存内，邪不可干；扶助正气，正气旺盛，才能祛除邪气。方中黑芝麻、生地黄能补肝肾、润五脏，起到扶助人体正气的作用。桃仁洁血祛瘀，对风邪所致的气血失和有一定的调和作用。三药配伍，扶正祛邪并用，可作为治疗白癜风的常用内服方剂。

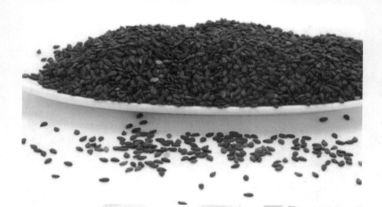

黑芝麻性平，味甘，具有显著的医疗保健作用，还可以美容养颜，达到延缓衰老的功效

白蒺藜散

验方组成： 白蒺藜子 180 克。

美颜功效： 散风行血，治疗白癜风。

制用 DIY： 生研为末备用。每次服 6 克，以温开水送下，每日二次。

附记： 引自《本草纲目附方分类选编》。

方解心悟： 白蒺藜既可祛散风邪，又能行血，使面部血气和调，故对白癜风有较好的疗效，至今仍为临床治疗白癜风的常用药物。

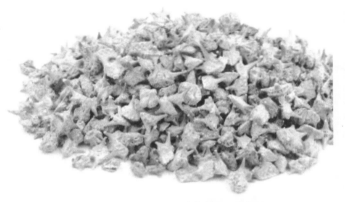

白蒺藜既可祛散风邪，又能行血，使面部血气和调，故对白癜风有较好的疗效

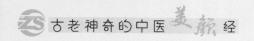

以膳调养，完美容颜吃出来

药膳，是以具有保健治疗作用的食物或在食物中加入中药配制而成的食品。药膳美容是祖国医学饮食疗法的一部分，它既有别于祖国医学以辨证施治为法则的药物方剂疗法，也不同于现代医学以营养卫生学为基础的饮食美容法。它以食物和药物熔于一炉，收到了药疗和食疗的双重效果，既发挥药物力峻效快的特点，又有食物性和味淡、可口宜人、兼补脾胃的特长，还可以食物之性缓和药物的偏性，避免由此产生的副作用。本节药膳中的药酒如度数太高，可稀释后饮用，患有肝肾疾病的病人及孕妇应忌用。米面食品制作简单，但不宜久存，宜随做随用。粥食的一次用量，应有一定的限度，可随每人的食量而增减。如为提高疗效，需增加用量时，可在一天内适当增加食用次数。

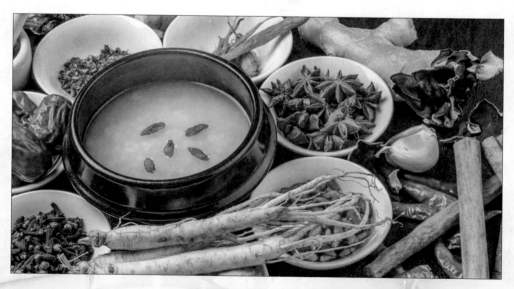

仙人粥

验方组成： 制首乌 30 克，粳米 6 克，红枣 5 颗，红糖适量。

美颜功效： 补气血，益肝肾，黑须发，美容颜。

制用 DIY： 用竹刀刮去何首乌皮，切成片，煎取浓汁，去渣，同粳米、红枣入砂锅内煮粥。粥将成时，放入红糖少许以调味，再煮一、二沸即成。早晚空腹食用，每 7～10 天为一疗程，间隔 5 天再服，也可随意食用。

附记： 引自《遵生八笺》。

方解心悟： 仙人粥即何首乌粥，据说是由于何首乌能益寿延年，久服"成仙"而得名。何首乌为古代黑发美容的妙品，以个大、质坚实而重、红棕色或红褐色、显粉性者为佳。《开宝本草》称其："益血气，黑髭鬓，悦颜色。"故以之同粳米、红枣煮粥，能健脾开胃，益肾养肝，大补气血，黑须美容。且红枣煮粥本是一种美容药膳，谚云："要得皮肤好，米粥煮红枣。"清代黄云鹄在其所著的《粥谱》中，对仙人粥的美容作用大加赞赏，他说："何首乌粥，驻颜益肾宜子。"所以，本粥对用脑过度、须发早白、面色不华的中年知识分子及体弱的老人来说，无疑是一首颇为适宜的补益美容的药膳。但要注意煎煮时，忌用铁锅；服粥期间，忌吃葱蒜。

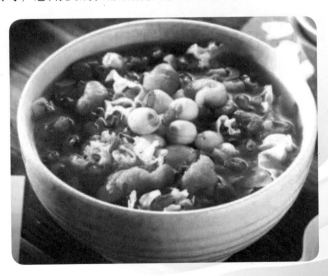

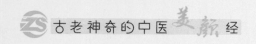

胡桃粥

验方组成： 胡桃、粳米各适量。

美颜功效： 润肤益颜，黑发乌须。

制用DIY： 先将胡桃去皮研膏，再以适量水煮粳米，将熟时加入胡桃膏，煮熟即可。早晚空腹食用。

附记： 引自《海上方》。

方解心悟： 胡桃，民间又名长寿果，乃谓其果肉营养丰富，有强身补脑、驻颜益容、使人长寿之功，故为历代宫廷延年美容的要药。据说慈禧太后年老面容不衰，即与她常吃胡桃有关。宋代《开宝本草》赞之：常食胡桃，"令人肥健，润肌，黑须发"。中医认为本品味甘，性温，能补肾固精，润肌泽肤。现代研究证实，胡桃含具有美容作用的蛋白质、核黄素及既能美容，又可抗衰老的维生素 E。故其与健脾开胃的粳米煮粥常食，更能发挥其延年驻颜的功效。

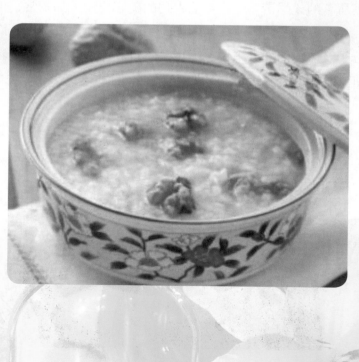

燕窝粥

验方组成：黏米 60 克，燕窝 6 克（干品）。

美颜功效：润肺补脾，益颜美容。

制用 DIY：将燕窝用温水浸润，除去杂毛，再用清水洗，加入黏米文火煲两小时即用。常食。

附记：引自《补养篇》。

方解心悟：燕窝，自古以来为宫廷及达官贵人常服的补养驻颜之品，能润养肺阴、益气健脾，使肺得滋养而皮肤润滑，脾气健运而气血生化旺盛，容颜长驻。黏米，即白糯米，亦能补中益气，协助燕窝养颜、驻颜、美容。燕窝，以泰国产的头水燕为上品，买时宜选此品种。但要注意鉴别真伪：真燕窝为不整齐半月形，长 6 ～ 10 厘米，宽 3 ～ 5 厘米，凹陷成为兜状，附岩石面较平，黏液凝成物排列较整齐，外面隆起，内部粗糙呈丝瓜络样，质硬较脆，断面似角质；假燕窝多没有边和毛，附岩石面亦不明显，色白如银丝。

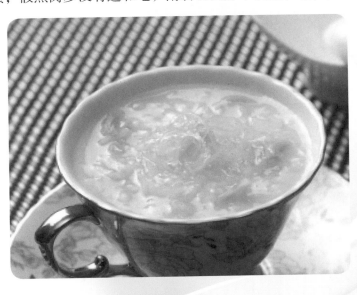

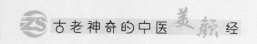

红枣粥

验方组成： 红枣 50 克，大米 90 克。

美颜功效： 健脾补血，悦泽容颜。

制用 DIY： 将大米洗净，红枣用温水洗净，放入锅内，加适量的水，煮熟至稠，即可食用。常食。

附记： 引自《滋补中药保健菜谱》。

方解心悟： 本药膳的特点在于：粥白枣红，色香味俱佳，富含维生素，容易消化。大枣补血，大米有健脾的作用。脾气健运，则气血充足，面容红润。本方尤宜于贫血、肝炎、血小板减少、消化不良而容颜憔悴、萎黄的人。健康者经常食用，则能使面部肤色红润，起到防病保健、驻颜美容的作用。

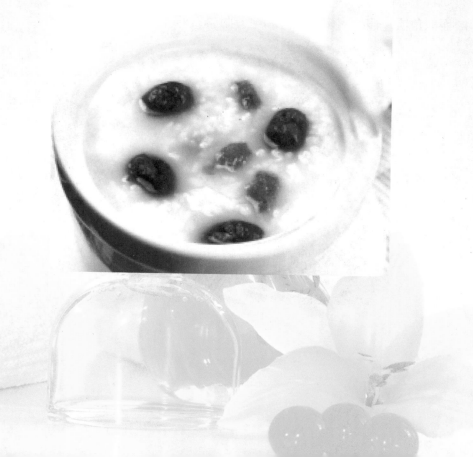

胡萝卜粥

验方组成：胡萝卜、粳米各适量。

美颜功效：健胃补脾，润肤美容。

制用 DIY：新鲜胡萝卜洗净，切碎，同粳米煮粥。早晚空腹食用。

附记：引自《本草纲目》。

方解心悟：胡萝卜，又名红萝卜，为家庭常食的蔬菜，能健脾胃、助消化、明目。由于它营养丰富，又称为小人参。现代医学研究证实，胡萝卜除含具有美容作用的维生素 B_1、B_2 外，还含有胡萝卜素，它在人体内可以很快转化为维生素 A，能润滑皮肤，防止皮肤老化。故将胡萝卜与粳米煮粥食用，对面部皮肤干燥、老化的中老年人来说，是一种颇为适宜的药膳。

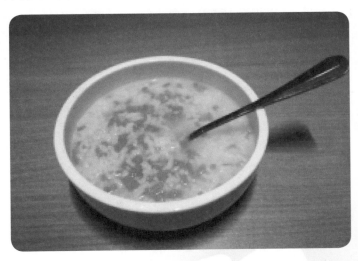

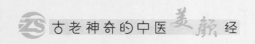

菊花粥

验方组成：菊花 10 ~ 15 克，粳米 30 ~ 60 克。

美颜功效：滋养肝血，驻颜明目。

制用 DIY：秋季霜降前，将菊花采摘去蒂，烘干或蒸后晒干，亦可置通风处阴干，然后磨粉备用。先用粳米煮粥，粥成调入菊花末，再煮一、二沸即可。早晚空腹食用。

附记：引自《老老恒言》。

方解心悟：菊花，为古代延年美容常用之品。伟大的诗人屈原曾"夕餐秋菊之落英"，以求美化容颜。中医认为，菊花有养肝血而延年美容的功效，如赵学敏在《本草纲目拾遗》中称其能"益血润容"。而用菊花粥，见于清代曹庭栋《老老恒言》中，说菊花"养肝血，悦颜色，清风眩，除热解渴明目……煮粥去蒂晒干，磨粉加入。"现代科学研究证实，菊花含有美容作用的维生素 B_1、A 及氨基酸等。注意，由于菊花性味甘凉，故脾虚便溏者慎服。

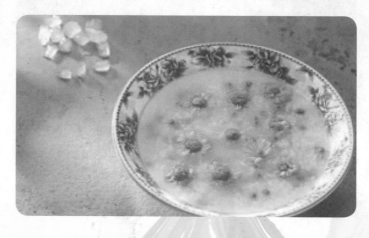

药肉粥

验方组成： 羊肉 1000 克，当归 15 克，白芍 15 克，熟干地黄 15 克，黄芪 15 克，生姜 3 克，粳米 100 克。

美颜功效： 补气益血，颐养容颜。

制用 DIY： 取精羊肉，留 120 克细切。剩余的羊肉先以水 3000 毫升，并药煎取汁 1500 毫升，去滓，下米煮粥，将熟之时，入切细羊肉煮粥肉熟，加入调料即得。早晚空腹食用。

附记： 引自《太平圣惠方》。

方解心悟： 羊肉，以公羊肉为佳。陶弘景在《名医别录》中说："羊有三种，入药以青色羖羊（即公羊）为胜。"羊肉，历代均用作补阳佳品，含蛋白质、脂肪及具有美容作用的维生素 A、B 等，能温补气血；当归、白芍、干熟地黄皆常用的滋阴补血之品；黄芪补中益气；生姜、粳米健脾开胃。五种药食并用，使脾胃健运，气血得以补养，气血荣润于面而起到养容益颜的作用。再加入调料，更是一种味美的美容药粥。

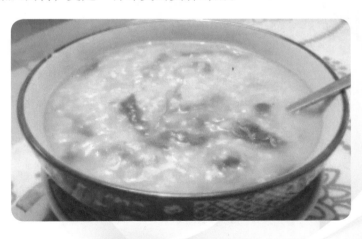

脊肉粥

验方组成：猪脊肉 60 克，粳米 90 克，食盐、香油、川椒末各少许。

美颜功效：补中益气，润肤美容。

制用 DIY：先将瘦猪脊肉洗净，切成小块，用香油烹炒一下，再加入粳米煮粥。待粥将成之时，加入调味品食盐、川椒、香油，再煮一二沸即可。早晚空腹食用。

附记：引自《养生食鉴》。

方解心悟：脊肉是指猪脊下的精肉，古代医家早已把脊肉作为药用。《备急千金要方》载："猪肉，宜肾，补肾气虚竭。"清代名医张璐在《本经逢原》中说："精者补肝益血。"这可以说是对猪肉功用的高度概括。现代研究证实，瘦猪肉含有丰富的蛋白质高达 17%，并含具有美容作用维生素 C、B_1、B_2 及较多的钙、磷、铁、碳水化合物等营养成分。故瘦猪肉与健脾开胃的粳米煮粥食用，再加入适当的调味品，不但其味鲜美，而且能健脾胃，补气血，润肤美容，对体质虚弱、面黄肌瘦、皱纹满布的患者来说，确实是一首很好的补益美容的药粥。

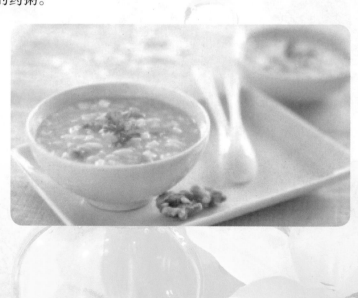

238

薏米百合粥

验方组成： 薏苡仁 30 克，百合 6 克。

美颜功效： 清热润燥，治疗面部扁平疣、痤疮、雀斑。

制用 DIY： 将薏苡仁、百合放入锅内，加入适量的水，煮沸后微火煮 1 小时即成。早晚空腹食用，可加适量糖或蜂蜜调食。

附记： 引自《家庭食疗手册》。

方解心悟： 面部扁平疣、痤疮、雀斑的发生多与热邪蕴于皮肤有关。薏苡仁能清热利湿，现代科学研究证实，薏苡仁有抗病毒的作用，是治疗扁平疣较好的食物。《中华皮肤科杂志》曾报道，用薏苡仁作煎剂内服，成人每次 10 ~ 30 克，每日一次，连服 2 ~ 4 周，治疗 27 例扁平疣，9 例痊愈，11 例有显效，7 例无效，有效率占 74.1%。故薏苡仁与清热润燥的百合配伍使用，可以起到治疗扁平疣、痤疮及雀斑的作用。

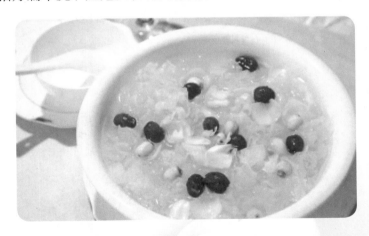

枸杞子酒

验方组成： 宁夏干枸杞 250 克，白酒 500 毫升。

美颜功效： 补益肝肾，驻颜美容。

制用 DIY： 将枸杞洗净，切碎，放入细口瓶内，加 60 度白酒 500 毫升，密封瓶口。每日振摇一次，7 天后即可饮用。边饮边添白酒（保持 250 毫升）。每日晚餐或临卧前随量饮用。

附记： 引自《延年方》。

方解心悟： 枸杞益颜延寿，可谓古今一致。我国人民很早就有采食枸杞的习惯，唐朝大诗人刘禹锡咏之云："上品功能甘露味，还知一勺可延龄。"中医认为，枸杞补肝肾，益精血。精既化气，又可生血，气血旺盛则面部荣润。现代科学研究证实，枸杞含有美容必需的维生素 A、C、B_1、B_2。最近国外有人报告，枸杞含有 14 种氨基酸。可见，枸杞营养丰富，不愧为驻颜美容的佳品。枸杞以粒大、肉厚、子小、色红、质柔润、味甜者为佳。另外，如感到本药酒度数太高，可稀释后饮用。

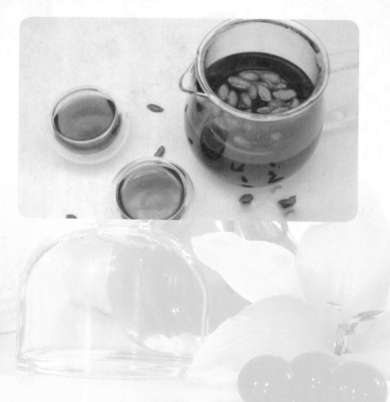

红颜酒

验方组成：胡桃肉 120 克，红枣 120 克，甜杏仁 30 克，白蜜 100 毫升，酥油 70 毫升，白酒 1000 毫升。

美颜功效：滋补肺肾，补益脾胃，滑润肌肤，悦泽容颜。

制用 DIY：先将胡桃肉、红枣捣碎，杏仁泡去皮尖，煮 4～5 沸，晒干并捣碎，后以蜜、油溶开入酒中，随将三药入酒内，浸 7 天后开取。每次饮 10 毫升，每日早晚空腹饮用。

附记：引自《万病回春》。

方解心悟：中医认为，肺、脾、肾是治疗虚弱性疾病的三个关键系统。本药酒融益肾、润肺、补脾的食药于一炉，以胡桃益肾，用大枣补脾，酥油润肺，白酒通行经络，再配上天然美容佳品蜂蜜，组成了一剂强有力的补益美容药酒。这样使肾、脾得补益，精可化为血，再由肺宣布于肤表，荣润面部皮肤，故肌肤润滑，容颜悦泽。至于杏仁似难作解。其实，杏仁延年驻颜，古已有之。《备急千金要方》就有夏姬服杏仁驻颜延年的记载。故在本药酒中加杏仁是有根据的。

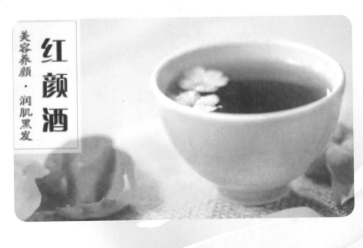

驻颜酒

验方组成： 柚子 5 个，地黄 40 克，当归 40 克，芍药 40 克，白酒 4000 毫升，蜂蜜 50 毫升。

美颜功效： 养血驻颜。

制用 DIY： 将柚子洗净，拭干，切成 2 ～ 3 厘米大一块，同上药装入罐内，加白酒，浸泡 90 天，滤去渣滓，即可饮用。每次 20 ～ 40 毫升，每日一次。贫血患者，每日服 2 ～ 3 次。

附记： 引自《长生食物和药酒》。

方解心悟： 柚子，古方书仅谓其能"消食，去肠胃气。"但从药物成分分析，其中维生素 A、C 的含量较高，故有消除皮肤黑色素沉着，防止皮肤老化的功用，且对痤疮有一定的防治作用。国外有人认为其美容效果极大。地黄、当归、芍药三味药为中医四物汤的主要组成部分，能补血养容，再配美容佳品蜂蜜，五味入酒，借酒行于面部，共奏养血驻颜的功效。

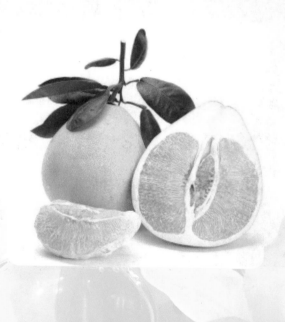

归元仙酒

验方组成：当归、龙眼肉、好酒各适量。

美颜功效：养血益颜。

制用DIY：将上药放入酒瓶中，加白酒，浸泡7天后，即可饮用。晚餐或临卧前少饮。

附记：引自《家庭食疗手册》。

方解心悟：当归补血，龙眼肉既能健脾，又可补血，为古代美容之佳品。现代研究证实，龙眼肉富含维生素B和C，确有防止皮肤衰老、消除黑色素沉着、悦白皮肤的功效。故本药酒对于能饮酒的人来说，能起到很好的补血美容作用。

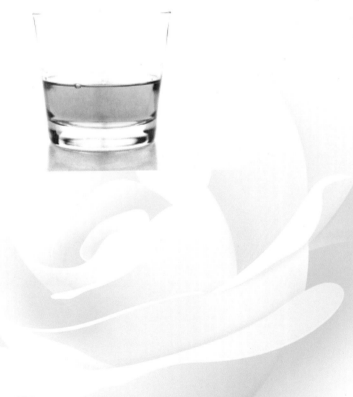

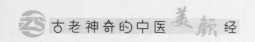

葡萄酒

验方组成：干葡萄 250 克，细神曲适量，糯米 1250 克。

美颜功效：补脾肾，驻颜色。

制用 DIY：将葡萄干与神曲研为细末，煮糯米，令熟，待冷，入神曲与葡萄干末，水 10 公斤，搅匀，入瓮覆盖，候熟。不拘时，任量温饮。

附记：引自《养生寿老集》。

方解心悟：葡萄以新疆产的琐琐葡萄（又名豆粒葡萄）为佳，其功用在于暖腰肾，大补气血，糯米、神曲补脾健胃。三味食药合用，久酿成酒、香甜可口，可作为常服的补脾肾、益气血、驻颜色的美容药酒。

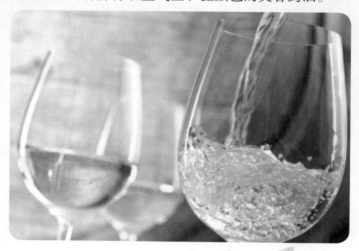

桃花酒

验方组成： 桃花、好酒各适量。

美颜功效： 活血，润肤，养容。

制用 DIY： 3 月采摘刚开的桃花阴干，浸入盛酒的瓶中，浸泡 15 天后，即可饮用。每次饮 20 毫升，于晚餐或临卧时饮用。

附记： 引自《备急千金要方》。

方解心悟： 桃花能活血润肤。现在看来，其美容的机理在于花粉含有多种滋养皮肤的维生素、氨基酸等。原书谓能"令百岁老人面如少女，光泽洁白"，足见其确有很好的润肤养容益颜的功效。

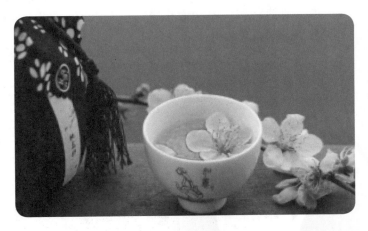

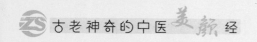

固本酒

验方组成：生地黄 30 克，熟地黄 30 克，天门冬 30 克，麦门冬（去心）30 克，茯苓 30 克，人参 30 克。

美颜功效：补气养血，颐养容颜。

制用 DIY：将上药共捣碎，用瓷缸盛，加好酒 1000 毫升浸泡 3 天，再用文武火煮，以酒呈黑色为度。空腹少量饮用。

附记：引自《普济方》。

方解心悟：本药酒冠以固本之名，意在补益肺、脾、肾，以固人身之根本。生地黄、熟地黄滋阴补肾，填精补血；天门冬、麦门冬润养肺阴；人参、茯苓健脾补气。如此则肺、脾、肾功能正常，气血充盛，借酒行于面部，使面部得到气血的滋养而起到颐养容颜的作用。

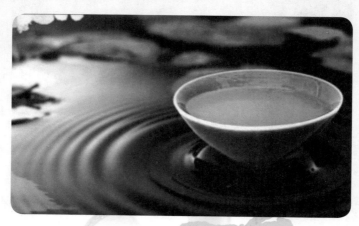

白鸽煮酒

验方组成： 白鸽 1 只，血竭 30 克，好酒 1000 毫升。

美颜功效： 活血行瘀，补血益颜。

制用 DIY： 将白鸽去皮，洗净，去肠，将血竭纳入白鸽腹中，用针线缝合，用好酒煮百沸令熟，取下候温备用。鸽肉分 2 次食用，酒慢慢饮完。

附记： 引自《串雅内篇》。

方解心悟： 白鸽，为大补气血的食物；血竭活血行瘀。本方对气血大亏、面目黯黑、容颜憔悴、肌肤粗糙、肌肉消瘦、骨蒸潮热的干血痨有较好的疗效。

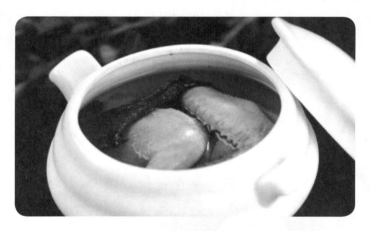

杞圆膏

验方组成：宁夏枸杞（去蒂）3000 克，龙眼肉 2500 克。

美颜功效：大补气血，润肤驻颜。

制用 DIY：将枸杞、龙眼肉洗净，放入砂锅内，加入适量的水，桑柴火慢慢熬之，渐加水煮至枸杞、龙眼肉无味、去渣，再慢火熬成膏。取起，瓷罐收贮。平时频服 2、3 匙。

附记：引自《摄生秘剖》。

方解心悟：龙眼肉，益心脾，大补气血；配伍补肝肾、益精血的枸杞，使气血内源于脾肾，外荣于面部皮肤，故能润肤驻颜。本药膳所谓的膏，又叫膏滋，是药物加水煎熬去渣熬稠所得的膏，与外用所用的膏含义不同。

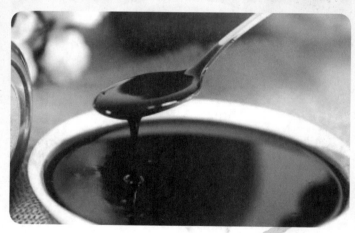

鸡蛋羊肉面

验方组成： 白面 120 克，鸡蛋 4 个，羊肉 120 克。

美颜功效： 健脾开胃，益气补血，泽颜白面。

制用 DIY： 先将羊肉剁细做羹，取鸡蛋清和白面做成面条。加适量的鸡蛋清面条于沸水中，煮面令熟，再加调料及羊肉羹。早晚空腹食用。

附记： 引自《太平圣惠方》。

方解心悟： 羊肉味甘，性温，含美容必需的维生素 B_1、B_2，能温补气血、驻颜，悦白皮肤，与鸡蛋清面条合用，再加入适当调料，是一道味道鲜美、补益美容的佳肴。原书本方名叫"鸡子索饼方"，鸡子即鸡蛋，索饼即今之面条。

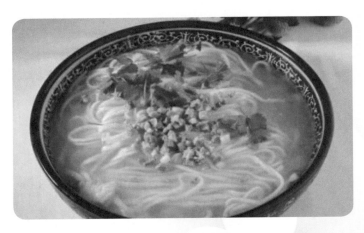

鸡肉馄饨

验方组成：黄母鸡肉 150 克，白面 210 克，葱白 60 克。

美颜功效：补虚暖胃，益颜增色。

制用 DIY：将鸡肉、葱白切细，与白面作馄饨，煮熟，下调料即得。空腹食用，每日一次。

附记：引自《太平圣惠方》。

方解心悟：鸡，《神农本草经》列为动物药中上品，有温中、益气、补虚的功能。鸡肉营养丰富，每百克含蛋白质 23.3 克、脂肪 1.2 克，尤含有具有美容作用的维生素 A、B_1、B_2、C、E，难怪当今港台之人食鸡肉美容成风。葱白，发散通气、行营卫，且含维生素 B_1、C，亦有美容作用。故鸡肉、葱白、白面共作馄饨，味美可口，对脾虚面黄肌瘦，需补益美容者极为适宜。

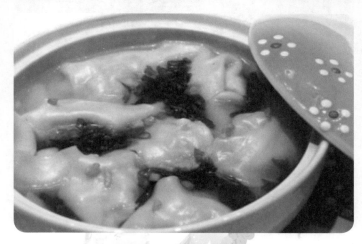

骨髓养颜粉

验方组成： 骨髓 100 克，炒米粉适量。

美颜功效： 滋阴补髓，润养容颜。

制用 DIY： 将骨髓（牛、羊、猪髓均可）洗净，焙干，加工磨粉，加入米粉拌匀，贮于瓷罐中备用。每次用一汤匙，调冲鲜奶饮用，每日一次。

附记： 引自《补养篇》。

方解心悟： 中医认为，血液的生成除源于水谷中的精微物质外，还可通过精髓而化生。牛髓、猪髓、羊髓均为滋阴填精补髓之品，可使血液充盛，荣于面部，润肤养颜。且牛髓、羊髓均能润肺，则肺得滋润，外养于皮肤，使皮肤光滑细腻。在《本草纲目》中载，牛、羊髓有悦泽面容的功效。需要注意的是，由于骨髓含有大量的脂肪，因此，高血压患者和肥胖之人宜少服。

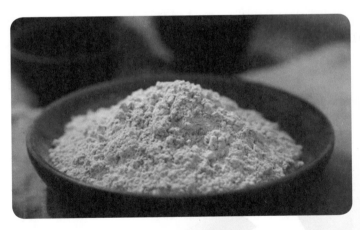

牛乳饼

验方组成：鲜牛奶 1000 毫升。

美颜功效：养心血，美容颜。

制用 DIY：将鲜牛奶放入锅内，慢火加温，不久牛奶上层生成一块奶皮，即把火关小，将皮细心捞起，不要弄破，冷后奶皮会变得硬一些。捞后又将牛奶加温，又成奶皮，将皮捞起，反复多次，待奶成水即止。将奶皮包果酱或覆盆子，食之。

附记：引自《回春健康秘诀》。

方解心悟：牛乳为补益身体的佳品，具有补养心血、润养容颜的功用。现代研究证实，牛奶中含有美容作用的维生素，其蛋白质中含有人体全部必需氨基酸，有利于皮肤细胞的修复再生，能延缓皮肤的衰老。覆盆子，古代方药书谓能"悦泽肌肤、益颜色"，故选用覆盆子与牛乳饼同食，可谓相得益彰。另外，取奶皮所剩的牛奶水，可用来洗面，亦有益颜美容之功。

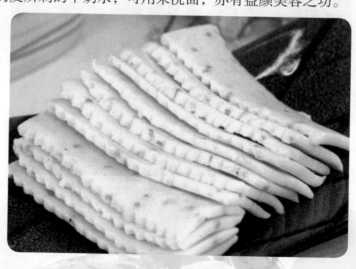

冰糖燕窝羹

验方组成： 冰糖 60 克，乳鸽 1 只（四人用量），上燕窝（干品）30 克。

美颜功效： 补气润肺，养血益颜。

制用 DIY： 拣上燕窝浸润膨胀，乳鸽去毛及内脏，剔去骨头，切成小块。再将燕窝、乳鸽、冰糖放入锅内，加适量的水煮，待鸽肉煮烂即可。欲食咸味者，可加少许食盐。分顿随量喝汤为主，也可食肉，经常食用。

附记： 引自《补养篇》。

方解心悟： 冰糖润肺，鸽肉大补气血，配伍补气润肺的燕窝，既是味道鲜美、色香俱全的佳馔，又为气血双补、美化容颜的药膳。

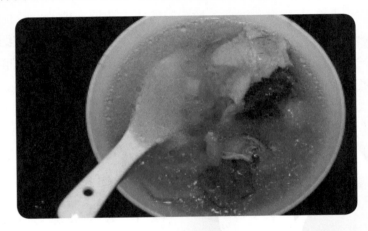

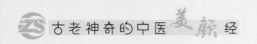

莲子龙眼汤

验方组成: 莲子30克, 芡实30克, 薏苡仁50克, 龙眼肉8克, 蜂蜜适量。

美颜功效: 健脾益气, 补血润肤, 白面美容。

制用DIY: 将上五药加水500毫升, 微火煮一小时即成。用少许蜂蜜调味, 一次服完, 将莲子与汤同吃。

附记: 引自《回春健康秘诀》。

方解心悟: 龙眼肉大补气血, 以肉厚、质细软、棕黄色、半透明、味甜者为上品; 莲子补脾, 以个大、饱满、无皱、整齐者为佳; 薏苡仁、芡实均为平和健脾之品。现代研究证实, 芡实含有美容必需的维生素A、C、B。至于蜂蜜, 功用亦在于补脾。特别是蜂蜜中的酶类物质, 能刺激皮肤细胞的生长和促进新陈代谢, 可使粗糙、黝黑的皮肤逐步变得洁白润滑、细腻, 还能消除或减少部分皱纹。总之, 五种食物均能补脾化生气血, 使血液荣于面部而美容, 堪称较佳的美容药膳, 可以经常服用。

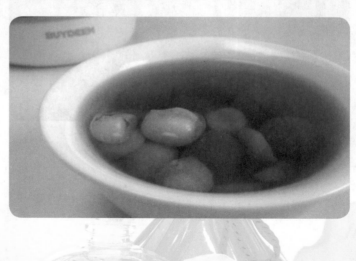

黑木耳红枣汤

验方组成：黑木耳 30 克，红枣 20 枚。

美颜功效：健脾补气，活血行瘀，治疗面部黑斑。

制用 DIY：将黑木耳洗净，红枣去核，加水适量，煮一小时左右。用时加蜂蜜少许调味，早晚各一次。

附记：引自《补养篇》。

方解心悟：黑木耳，又叫桑耳，以干燥、朵大、肉厚、无树皮泥沙等杂质者为佳。现代科学研究证实，黑木耳含维生素 A、B_1、B_2，能润肤，防止皮肤老化。在《本草纲目》中载：黑木耳能去"面上黑斑"，并单以黑木耳焙研为末，每于饭后热汤冲服 3 克，认为一月可以治愈面部黑斑。从中医角度分析，黑木耳之所以能治疗面部黑斑，在于它有活血行瘀的功效，能使血脉通畅，消除面部因血瘀而成的黑斑；更加大枣补脾益气，使脾气健运，能统摄血液运行，使其不致外溢于脉管之外，瘀血也就不易产生，从而起到了协助黑木耳活血祛除面部黑斑的作用。因黑木耳有活血作用，故孕妇忌用。

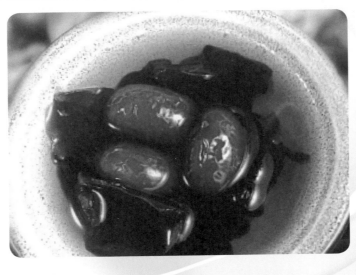

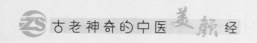

白果薏米水

验方组成：白果仁 5 ～ 10 粒，薏苡仁 60 克。

美颜功效：清热解毒，治疗面部扁平疣。

制用 DIY：将上药加水适量煮透后，放入白糖，调匀即成。随时食用。

附记：引自《饮食疗法》。

方解心悟：扁平疣，古称"扁瘊"，为感受风热之毒所致。白果薏米水是广东民间喜用的饮料之一。白果为古方治疗面部疮疡如粉刺、酒渣鼻的常用药物，在此与薏苡仁配伍治疗青年人面部扁平疣，主要取二味配伍有清热解毒、拔毒的作用。至于薏苡仁，本为治疗扁平疣的有效药物。由于白果有敛肺的作用，故外感咳嗽者忌服。

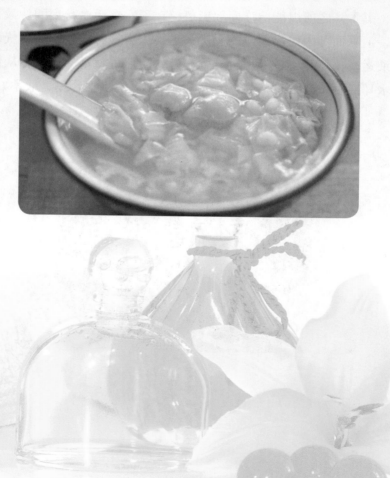

红枣鸡蛋糖水

验方组成： 鸡蛋 2 个，红枣 60 克。

美颜功效： 补血润肤，益容驻颜。

制用 DIY： 红枣去核入锅内，加水 600 毫升，煮沸一小时，将鸡蛋打入，勿搅拌，片刻加红糖或冰糖即可。常食。

附记： 引自《补养篇》。

方解心悟： 鸡蛋红糖水，民间常用于产妇以大补气血，加大枣更能补脾化生气血。久服可使气血旺盛，颜面肌肤丰满柔润，而达到益容驻颜的目的。

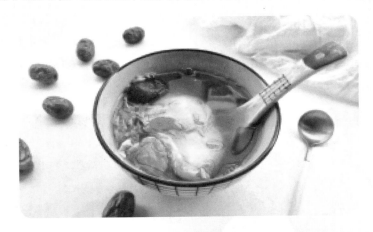

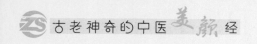

芝麻白糖糊

验方组成： 芝麻、白糖各适量。

美颜功效： 补肝肾，黑须发，润皮肤，治疗身体虚弱、皮肤干燥等症。

制用 DIY： 拣净芝麻，略炒，与白糖捣杵，装瓶备用。开水冲服或蘸馒头食用。

附记： 引自《家庭食疗手册》。

方解心悟： 芝麻，又名胡麻，历代方书对其延年抗衰老的功用评价甚多。《神农本草经》称其主治"伤中虚羸，补五内，益气力，长肌肉，填脑髓"。《名医别录》谓之"坚筋骨，明耳目，耐饥渴，延年"。现代科学研究证实，芝麻除富含蛋白质、脂肪、铁等外，还含有延年驻颜美容的维生素 E、A。难怪《日华子本草》称芝麻与白蜜蒸饵可治百病。本药膳经济、方便、实用，可供须发早白、皮肤干燥的患者经常食用。

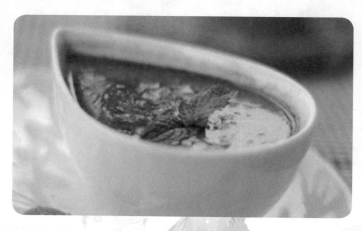

麻油泡使君子

验方组成：使君子、芝麻油各适量。

美颜功效：消积导滞，治疗粉刺、酒渣鼻。

制用 DIY：使君子去壳取种仁，放在铁锅内，以文火炒至微有香气，待凉，放入麻油浸泡。3 天后，即可食用。每次服使君子仁 3~5 枚（成人量），每晚临睡前服下，7~10 天为一疗程。

附记：引自《普济方》。

方解心悟：使君子，为民间常用驱蛔之品，又可消积导滞。现代医学认为，面部的粉刺、酒渣鼻与胃肠功能紊乱有关。从中医角度看，胃肠有积滞，可化热上冲于面而导致粉刺、酒渣鼻的发生。使君子能治疗酒渣鼻、粉刺，完全是其消除胃肠积滞、调整胃肠功能的结果。需要注意的是：（1）服食使君子时忌饮热茶，否则会引起呃逆。（2）使君子仁用量不宜过大，大量服用能引起呃逆、眩晕、呕吐等不良反应。

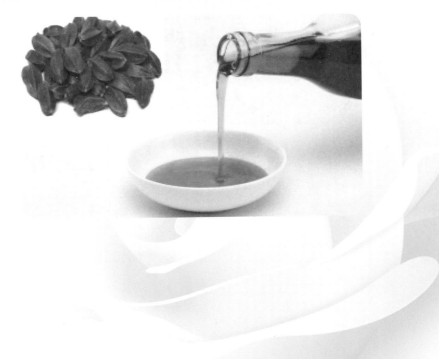

白鸽肉

验方组成：白鸽1只。

美颜功效：滋肾益气，祛风解毒，治疗白癜风。

制用DIY: 将白鸽宰杀，去毛及内脏，洗净切块如小指大，随意加调料炒熟。以酒下鸽肉，常食。

附记：引自《普济方》。

方解心悟：祖国医学认为，邪气固然是发病的重要因素之一，但若正气旺盛，即使有邪气存在，也不能侵袭人体，导致疾病。白癜风的发生，除了风、热、湿等邪气外，还有内在的肝肾不足的因素。鸽肉，为滋补人体的常用食品，不仅滋肾益气，还可祛风解毒，用以治疗肝肾不足、风邪外袭的白癜风，可以说是极为贴切。

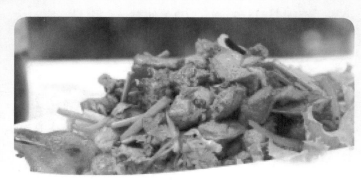

经络驻颜，气血充盈自然美

经络美容法是通过针、灸及按摩方法刺激经络、穴位而达到调动机体内在因素，调整各脏腑组织的功能，促进气血运行，抵御外邪入侵而延缓衰老的一种美容方法。与其他美容法不同的是，它不仅能美化皮肤，而且能调节内脏机能，从根本上解决皮肤老化的问题。需要说明的是，本章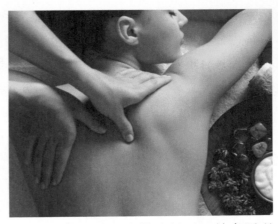针刺美容和灸法美容的组方举例是从古代针灸、养生书籍中辑录，并参照现代有关健身美容的书籍及刊物，根据中医理论和临床实践组成。其中一些是古书记载，部分是现代使用方法，因组方系综合古今而成，故未明确标明出处。

（一）经络气血驻颜的理论基础

经络是运行气血的通路。气血在经络中运行，借助经气的推动，上行到面部，面部得到气血的濡养，才能红活滋润。如经气不流畅，必然影响气血运行，使面部的营养供应受阻。刺激经络，就是促使经气旺盛，使气血能正常运行。面部的各种变化，不仅是局部的变化，也是全身变化的结果，所以，对面容的保健要注重全身的调理，即整体美容，而经络恰恰就是调节全身状况的一种通路。脏腑在体内，其精气、血液要直接反映在面部，但又无法直接对脏腑施行针灸。而通过对体表经络的刺激，可达到调整阴阳气血的偏盛偏衰，使气血流畅，脏腑功能正常。可见，刺激一定的经络，有保健强身之效，可增强体质，防衰益颜。

一般认为，对美容有效的经络有七条：（1）太阳膀胱经。中医认为，"膀胱者，腠理毫毛其应"。腠理，就是皮肤肌肉之间的纹理。膀胱经在体表分布最广，它的经气和皮毛有密切关系，刺激这条经络，可调节皮肤对外界刺激的耐受力，改善皮肤过敏症，增强对外界致病因素侵袭的抵抗力。又因此条经脉行于背部，包含了所有的背俞穴，而背俞穴是脏腑经气输注于背腰部的穴位，刺激这些穴位，可调节脏腑功能，治疗脏腑功能紊乱引起的雀斑、色素沉着等。（2）足少阴肾经。肾能维系五脏阴阳和收藏五脏六腑之精，是人体内最重要的脏器之一。肾阴肾阳直接决定脏腑功能的盛衰，对人体体质的改善具有重要作用，所以，肥胖者和瘦弱者可刺激此条经络。（3）足厥阴肝经。肝藏血，对全身的血液运行、分布具有调节作用，所以，面色晦暗而失去血色者，可刺激肝经。（4）足阳明胃经。此条经脉直接行于正面部，胃又是水谷之海，直接和气血的生化有关，故面失气血滋润而无华及苍白瘦型脸面，可刺激该经。（5）手少阳三焦经。主要调节体内水液代谢，对侧头、面疾病治疗、清除热邪、保证面部水分有重要作用，可预防感染，治疗酒刺及皮疹，提早消除皮肤疾患。（6）手太阳小肠经、手阳明大肠经。大肠经、小肠经对水分的分布、水谷精液的吸收进而化生气血有重要作用，所以，能改善晦暗无华的脸色及防止大便毒素积存而引起的皮疹。另外，肺合皮毛，输布的卫气与津液温养皮肤，故肺失清肃下降，可造成皮肤粗糙；风热、痰湿犯肺，易招致雀斑。美容的简便方法之一，从全身来说，是刺激经络，调

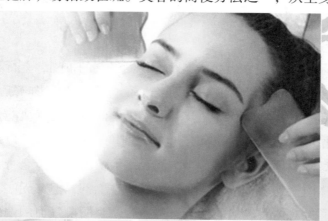

节脏腑功能；从局部来说，是刺激穴位，使经络疏通，气血流畅，面部毛细血管扩张，血循环改善，从而新陈代谢旺盛，面部疾病消除，皮肤恢复红润滑腻。

经络美容法，一般包括以下三种：（1）

穴位刺激法：用毫针、三棱针、耳针、手指尖刺激相应穴位；穴位割治、穴位注射、贴压丸、灸、激光刺激等。（2）经络刺激法：依循经络用手指按压，毛刷刺激，手掌、足掌、足跟按摩、按摩器按摩等。（3）皮肤刺激法：用手掌、毛刷、斜刷或粗布边擦边移动的方法，刺激有关路线的皮肤，不一定遵循经络的运行路线，但实际上仍对经络有刺激作用。这三种方法，都是在一定程度上刺激经络，以达到健身美容目的，故统称经络美容法。因为针刺、灸、按摩最为方便和常用，所以作为本章的重点内容进行介绍。

（二）"针"要你好看，"刺"给你美丽

针刺美容，是经络美容法之一种，即用针或其他能起到"针"的作用的器械，刺激经络上的一定特定敏感点——腧穴（中医认为是人体脏腑经络气血输注于体表的部位），而达到美容目的的一种美容方法。

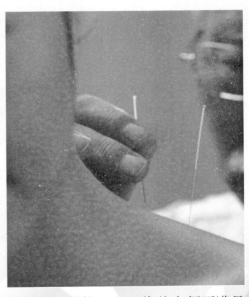

针刺是一门古老的医疗技术，我国用它来治疗疾病，最早当推新石器时代，用砭石来砥刺放血。但专门论述经络穴位针刺治病，是从《黄帝内经》开始的，距今已有两千多年历史。我国古代，用针刺治疗面部疾病，如痤疮、面黑等，记载较多，但直接用针刺美容记载较少。现代美容师不满足已有的美容手段，又深为手术、药物美容之不足而担忧，为了寻找无害、非药物性美容方法，探索更方便、有效的美容途径，近几年，已分别从古典医籍中发掘和在临床实践中摸索出了一些针刺美容方法，使这门古老的医疗技术，在美容方面起到了某些药物起不到的作用。美国、英国、法国、意大利、日本的一些大城市，目前已建立起一些针刺美容所，我国的一些大城市也有针刺美容门诊。

据研究，针刺能促进面部血液循环，使表皮细胞的新陈代谢加强，使皮

肤更加红润白嫩。针刺有双向调节作用，既能避免皮脂分泌过多所致的皮肤油腻，又能防止皮脂分泌过少造成的皮肤干燥。针刺能增强肌肉弹性，消除眼角处的鱼尾皱纹和额头上的小皱纹，又可消除褐斑和暗疮。针刺之所以对美容有效，全在疏通经络，调节脏腑气血，达到持久的、稳定的阴阳平衡，所以，针刺美容是很有前途的美容方法之一。当然，要用针刺美容，一般需找针灸大夫帮忙，此处，仅介绍常用穴位及使用方法。

1. 针刺美容常用穴位

足太阳膀胱经：睛明、攒竹、气海俞、关元俞、次髎、中髎、膀胱俞、肾俞、膈俞、大肠俞、肝俞、脾俞、心俞、肺俞、三焦俞。

足少阳胆经：瞳子髎。

足阳明胃经：足三里、地仓、巨髎、天枢、颊车、水突。

足太阴脾经：三阴交、血海、漏谷。

足少阴肾经：涌泉、肓俞。

足厥阴肝经：行间、太冲、阴包、五里。

手少阳三焦经：关冲、丝竹空、翳风。

手阳明大肠经：合谷、曲池、迎香、下廉。

手少阴心经：少府。

手太阴肺经：鱼际。

手太阳小肠经：颧髎。

任脉：关元、气海、中极、中脘。

督脉：命门、大椎、至阳、身柱、筋缩、神道。

经外穴：太阳。

以上穴位是根据中医历代医籍及现代研究综合得出的，可以看出，穴位的分布和前面谈到的美容有效的经络是相吻合的。

2. 针刺美容的取穴配穴

针刺治病防病，必须通过刺激一定的腧穴来完成，所以，腧穴的选取、处方的组成和疗效有密切关系。在用针刺美容时，必须注意受术者的年龄、体质、具体美容要求。如受术者工作紧张，不能坚持体针，可用耳针；对针刺疼痛耐受性差的人，可用压丸法而不用针刺、割治；如体质较差，则要用强壮穴位；兼有其他疾病，则要予以兼治。若受术者要求尽快除皱，则要选取局部穴位；只为强身防衰老，可不考虑面部穴位。总之，要根据中医基本理论，在因人而异、辨证论治的原则指导下，结合腧穴、经络的功能和特点，进行配穴处方，做到有方有法，灵活多变。腧穴的配伍也要有主有次，根据不同目的而定，同时，辅以内服、外用药物、药膳疗法等。

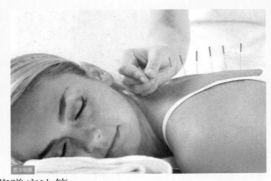

针灸处方的腧穴选取是以经络学说为指导，根据不同目的，以循经取穴为主。其中可分为近部取穴、远部取穴和按需取穴。

〔**近部取穴**〕近部取穴是指选取皮肤改变的局部或邻近部位的腧穴来美容的取穴方法。它是根据每一腧穴都能治疗所在部位的局部和邻近部位的皮肤改变这一普遍规律提出的，在美容上，可用于色素斑、皱纹等皮肤改变，如鱼尾纹取双侧太阳穴，颧部色素取巨髎、迎香等。

〔**远部取穴**〕远部取穴是指选取距病痛处较远部位的腧穴来美容的取穴方法。它是根据经络学说等中医基本理论和腧穴的主要功能提出的，在使用时，既可取所属脏腑本经腧穴，如肺风粉刺，可根据肺合皮毛的中医理论和经络学说而取手太阴肺经鱼际；口角皱纹取足阳明胃经足三里，任脉关元，也可取表里经或其他有关经脉中的腧穴，如肺风粉刺取手阳明大肠经合谷、曲池，以帮助疏散肺经风热。

〔**按需取穴**〕美容，主要是针对正常人，特别是有时无证可辨，受术者也无不适，这时，就需根据中医阴阳、脏腑、气血津液等学说，从理论上指导取穴。如欲求面色红润，可从气血生化考虑，取足三里、血海以帮助气血化生。预防皱纹过早出现，可取强壮穴和调节水液代谢的穴位。要增强全身功能，强壮身体，取足太阳膀胱经肾俞、胃俞、脾俞，任脉关元，以强壮肾之精气，促进各脏腑的功能。

3. 针刺美容的组方举例

（1）面黑

主穴：太冲、行间、关冲、下廉。

配穴：肾俞、肝俞、膈俞、气海、血海、三阴交、足三里。

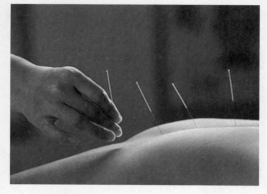

美颜功效：滋补肝肾，调理气血，泻热悦颜。

针法：每次选用1～2个主穴，2～3个配穴。毫针刺激，主穴用泻法，配穴用补法，双侧穴位交替使用。留针时间可根据具体情况而定。

方解心悟：本组处方，主穴根据历代针灸书籍治疗面黑的记载而定，主要在疏肝理气，泄热除黯。配穴用于调理气血，滋补肝肾。主穴、配穴配合，标本同治。

（2）粉刺、酒渣鼻

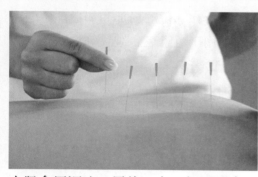

主穴：曲池、合谷、鱼际。

配穴：肺俞、大肠俞、足三里、心俞、胃俞，膈俞、血海。

美颜功效：清肺泻热，调理心脾。

针法：主穴必用，双侧交替使用。配穴辨证而取，如酒渣鼻取心俞、胃俞，用泻法。粉刺，取肺俞、大肠俞用泻法。胃热口臭，加泻膈俞；鼻头红丝，加刺血海。

方解心悟：合谷，是治面、口、鼻的要穴，故四总穴歌说"面口合谷收"。曲池、合谷均是手阳明大肠经腧穴。大肠经脉直接行于面部，又和肺为表里。肺主皮毛，所以用曲池、合谷作为主穴。鱼际是手太阴肺经"荥穴"，肺经经气像刚出泉水微流，从此处流过，对此穴进行刺激，可调整肺经经气，以治疗粉刺、酒渣鼻等面部疾病。

（3）面部色素斑

主穴：曲池、足三里。

配穴：合谷、肺俞、脾俞、胃俞、三阴交、膈俞、肾俞、肝俞、关元俞。

美颜功效：补气益血，调理脏腑，祛斑。

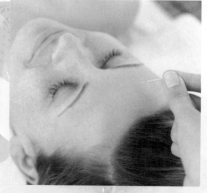

针法：主穴每次必用，双侧交替使用，可视虚实补泻或平补平泻。配穴选 3~4 个，根据辨证灵活掌握，如脏腑功能紊乱，选相应俞穴；气血不足，取三阴交、关元俞；肺热取合谷、肺俞。

方解心悟：主穴取足阳明胃、手阳明大肠经两经的"合穴"足三里和曲池，因合穴处经气汇聚而较充盛，刺激此可对经气的调节起到比较大的作用。又手、足阳明经均循行于面部，其循行区域基本上包括了大部分脸面，故取这两条经之合穴为主穴。临床实践证明，足三里有强壮作用，是保健要穴，刺激足三里可增强免疫功能和促进气血生成。曲池祛风清热，治疗某些皮肤病的疗效也较肯定，选为主穴治疗面部色素斑是适宜的。配穴可根据不同患者情况，辨证选用。

（4）除皱防皱

主穴：丝竹空、攒竹、太阳、巨髎、迎香、翳风、颊车。

配穴：中脘、合谷、曲池、足三里、胃俞、脾俞、关元、漏谷。

美颜功效：益气和血，增加皮肤弹性，除皱防皱。

针法：主穴每次取 3 个，双侧同时针刺，但取穴时应避免两个相邻穴位同时选用，如丝竹空和太阳，可交替使用。配穴可视受术者年龄、体质因素、有无面部疾病等情况用穴，如面部瘙痒，配曲池、合谷；食欲不振，配足三里、脾俞。

方解心悟：面部皱纹是迟早要出现的，就如人衰老一样，不管你喜不喜欢，总要到来。但采取适当的办法可延缓衰老，使皱纹延迟出现或使已出现的某些皱纹减少甚至消失。针灸、按摩正是这种办法之一。本组除皱防皱穴位，其主穴作用于局部，借以改善血循环，增强肌肉弹力，使皱纹消除；配穴主要从全身出发，使气血产生并充分荣于面部，并抵御外邪的侵袭。

（5）健身美容

主穴：

第一组：肝俞、肾俞、三阴交、涌泉。

第二组：肺俞、大肠俞、关元俞、气海俞。

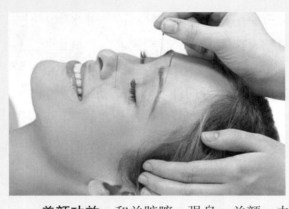

第三组：脾俞、足三里、中极、关元。

第四组：合谷、曲池、三焦俞、膀胱俞。

第五组：肾俞、脾俞、天枢、中脘、足三里、涌泉。

配穴：睛明、攒竹、丝竹空、太阳、颧髎、巨髎、迎香。

美颜功效：和益脏腑，强身、益颜、去皱。

针法：任用一组主穴，配3~4个配穴（双侧针刺）。主穴用补法，配穴平补平泻，相邻的两个配穴仍不同时使用。

方解心悟：该组主穴许多是俞穴，因俞穴是脏腑经气输注于背腰的地方，刺激这些部位，可起到调整脏腑经气盛衰，激发经气生长的作用。从整体观来认识，脏腑气血充盛，阴阳平衡，经气旺盛，人体才能健康，也才能使容貌不衰。长期锻炼的人或长寿者，他们许多并未经正规的美容保健，仍能鹤发童颜，正是由于他们身体健康强壮的原因。所以，从整体观的角度来美容，这正是中医美容的特色。

4. 针刺美容的注意事项

要达到美容保春的目的，非一朝一夕之功，一定要持之以恒，坚持下去。一般开始每日一次针刺，见效后改为间日一次或一周二次，坚持数月，必有好处。

如面部有脓疮，应禁止局部针刺，以免引起病势扩散，可用远道取穴法，或循病变部位经络取穴。

（三）艾草可养颜，灸出暖美人

灸法美容，是利用某种易燃材料和（或）某种药物，在穴位上烧灼、熏烤，借其温热性刺激，通过经络腧穴的作用，以达到治疗和保健美容的目的。施灸的原料，以艾叶或艾叶掺和药物为最常用。艾叶气味芳香、易燃，用作灸料，具有温通经络、行气活血、祛湿散寒、消肿散结、防病保健和回阳救逆的作用。

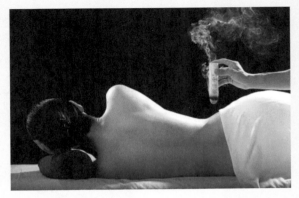

灸法能强身美容，主要原理在于它有以下作用：其一，灸法能加强机体气血运行。中医认为，血得热则行，得寒则凝，气行则血行。灸法，正是给腧穴热的刺激，即给气血"加温"，历代医家都认为，这对美容是很有效益的，和针刺法相比，灸法的这种作用较强。其二，灸法的保健防病作用较强。中外医学家都认为，灸法能防御人体不被外邪侵袭，对多种疾病具有预防作用。唐代《千金要方》即说，常灸身体，可预防传染病侵袭。现代科学也证明，施灸确实可预防一些疾病。日本一些地方，把灸法当成健身、促进婴儿生长发育、预防疾病的重要措施，在人的一生中不间断进行，可见极其重视。

使用美容灸法，多用艾炷灸（直接灸、间接灸）和艾卷灸（主要是艾条灸）。艾条，中药店和医院有售，购买使用均很方便。艾炷灸主要使用艾绒，如果制作不方便，可直接取用艾条中的艾绒即可。使用艾炷灸时，将纯净的艾绒放在平板上，用手搓成圆锥形状如枣核大小，灸时每燃完一个艾炷叫作一壮。如将艾炷直接放于皮肤上，可将皮肤烧伤而化脓，愈后留下瘢痕，这种灸法叫瘢痕灸。若受术者不愿留下瘢痕者，在施灸时不必烧伤化脓，只需烧至皮肤灼热有红晕为止，这种灸法叫无瘢痕灸（瘢痕灸和无瘢痕灸都属直接灸）。如施灸时在艾炷和腧穴皮肤之间用药物隔开的方法，叫间接灸法，使用的间隔药物如生姜、大蒜、食盐、附子和混合药粉等，间接灸较直接瘢痕灸痛苦小。艾条灸因距施灸腧穴有一定距离，且可随皮肤感觉不同而调整，故无痛苦。当然不管何种灸法，最好不在面部使用。

1. 灸法美容的常用穴位

一般说来，凡保健强身的穴位，对益颜美容都有一定效果。当然在美容方面，古代医家也特别强调一些穴位的应用（因灸法不在面部进行，所以施灸的美容穴位不在面部），综合起来，常用者主要有：任脉的神阙、关元、气海、中脘，督脉的命门、大椎、身柱，足太阳膀胱经的膏肓、肾俞、脾俞、胃俞，足阳明胃经的足三里，足太阴脾经的三阴交，手阳明大肠经的曲池、下廉。

由于灸法简单易行，便于掌握使用，不需专门医师，一般人都可运用，现将施灸穴位的取穴方法介绍如下：

任脉穴位，全在腹正中线上。神阙，即肚脐；气海，神阙下 1.5 寸（系同身寸，下同）；关元，神阙下 3 寸；中脘，剑突和神阙之中点。

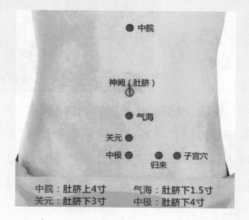

中脘：肚脐上4寸　　气海：肚脐下1.5寸
关元：肚脐下3寸　　中极：肚脐下4寸

督脉穴位，全在脊柱正中。命门，第 2 腰椎棘突下；身柱，第 3 胸椎棘突下；大椎，第 7 颈椎棘突下。足太阳膀胱经的几个穴位，均以脊柱正中为准，向两侧旁开。脾俞在第 11 胸椎棘突下，旁开 1.5 寸；胃俞在第 12 胸椎棘突下，旁开 1.5 寸；肾俞在第 2 腰椎棘突下，旁开 1.5 寸；膏肓在第 4 胸椎棘突下，旁开 3 寸。

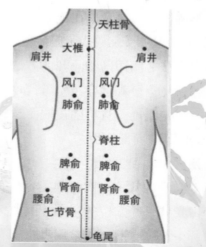

足三里，以膝眼（髌骨下缘，髌韧带外侧凹陷中）下 3 寸，胫骨前嵴外一横指处取穴。三阴交，正对内踝尖上 3 寸，胫骨内侧面后缘取穴。

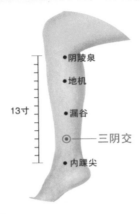

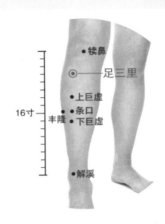

曲池，屈肘成直角，当肘横纹外端与肱骨外上髁连线中点；下廉，手阳明经脉线上，曲池穴下4寸。（见图7）

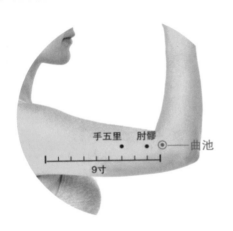

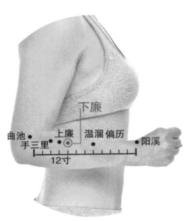

2.灸法美容的组方举例

（1）神阙灸

主穴：

神阙：在腹中部，脐中央。

美颜功效：益气、健脾、驻颜。

灸法：直接无瘢痕灸或艾条灸，一年四季各一次或按受术者年龄，每年一次。年龄多大灸多少壮。如用艾条灸，则相应延长时间。

方解心悟：灸神阙有温下焦阳气、益气固脱、

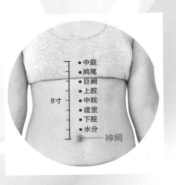

补胃健脾之功，长期使用可使气血充盛，神采奕奕。

（2）蒸脐灸

主穴：

神阙：在腹中部，脐中央。

美颜功效：开胃健脾，活血驻颜。

灸法：间接灸。

间隔药物及制法：五灵脂24克（生用），青盐15克（生用），乳香3克，没药3克，夜明砂6克（微炒），地鼠粪9克（微炒），葱头干者6克，木通9克，麝香少许，共为细末。

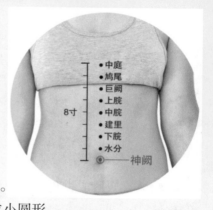

另用少许面粉和水做成圆圈，并用槐树皮剪成小圆形。

将面粉圆圈置穴上，取药末放于圆圈内填满，把槐树皮放于药上，以艾炷灸之。根据受术者年龄大小，多少岁灸多少壮，不断更换药粉与槐树皮。

方解心悟：此法录自《针灸大成》，原书要求在一年的立春、春分、立夏、夏至、立秋、秋分、立冬、冬至八个节气的某一具体时间施灸，以"合四时之正气，全天地之造化"，这样似乎太机械烦琐，且一般人很难做到，实际应用时如能做到每年灸几次就可以了。

此法结合艾灸与药物的共同作用，有抵御外邪侵袭、强壮脾胃、益颜耐老的功效，比单用灸法疗效更好。因药粉有麝香，故孕妇忌用。

（3）窦材灸

主穴：

关元：在下腹部，前正中线上，当脐中下3寸。

左命关：中脘穴至左乳头连线为底边，向外侧作一等边三角形，其顶角是穴。

美颜功效：和益脾肾，悦泽面容。

灸法：将艾炷放于皮肤上直接施灸，命关50壮，关元300壮。经常使用，至面色改变后，将施灸间隙延长。

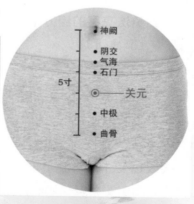

方解心悟：此法可健脾壮肾，改善面部血液供应，主要用于悦泽面部颜色，

凡面色无华或萎黄或晦暗者均可使用。

（4）保春灸法

主穴：

气海：在下腹部，前正中线上，当脐中下 1.5 寸。

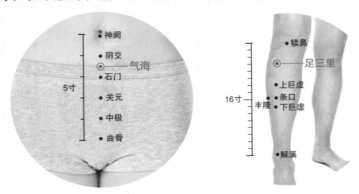

足三里：在小腿前外侧，当犊鼻下 3 寸，距胫骨前缘一横指（中指）。

美颜功效： 补气益颜。

灸法： 直接瘢痕灸或无瘢痕灸，经常使用或每年 2 次。

方解心悟： 此灸法主要用于改变由气不足造成的精神不振、面色无华，常用此灸法有很强的保健强身功效，这是古今中医家公认的。

（5）祛邪美容灸

主穴：

曲池：在肘横纹外侧端，屈肘，当尺泽与肱骨外上髁连线中点。

大椎：在后正中线上，第 7 颈椎棘突下凹陷中。

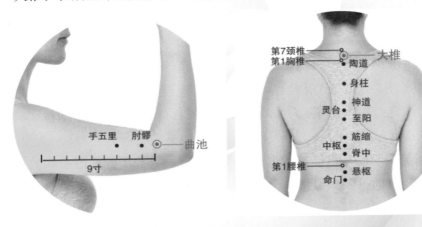

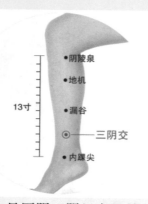

三阴交：在小腿内侧，当足内踝尖上3寸，胫骨内侧缘后方。

美颜功效：祛风去斑，润肤益颜。

灸法：直接灸、艾条灸均可，经常使用，不拘时。

方解心悟：雀斑、黧黑斑等常由风邪引起，此方曲池、大椎是防止风邪外袭和祛除风邪效果很好的穴位。三阴交是足太阴、足少阴、足厥阴三阴经交叉处，经常施灸，可调节三阴经阴血，使阴阳平衡。本组穴位既能祛风以保护面部，又调节阴血以滋养面部，是标本兼顾的美容灸方。

3. 灸法美容的注意事项

灸法美容虽简便易行，不需特殊设备和仪器，但也不能随便乱用，前面举到的几个美容灸方中，如神阙穴，虽然古代医家很重视，但因不易消毒，所以，施灸时最好不要引起化脓（虽然这种化脓是无菌性的），以免继发感染。在其他部位施灸，如起泡化脓后，一定要注意保持局部清洁，并可用敷料保护灸疮，以防病菌侵入，待其自然愈合后，再行施灸。如护理不当，灸疮脓液呈黄绿色或有渗血现象，可用消炎药物涂敷；有全身不适表现者，应到医院就诊，请医生处理。

对正在患发热性疾病和夜间发热者，不宜用灸法美容；孕妇的腰腹部禁止施灸。

（四）巧妙推拿按揉，让你容光焕发

按摩又叫按跷，现在称推拿，是我国传统医学中独特的治疗方法之一，它是运用一定的手法，刺激人体的某些穴位或部位，通过被动活动按摩部位，达到治病或保健的目的。

按摩美容，即是借助这种方法，达到美化面容和治疗面部疾病的目的。由于它主要是通过刺激经络来完成，故归入经络美容法中，属经络美容法中的一种。

用于美容的按摩方法，大抵分为两类，一类是直接在面部进行的，即直接按摩美容法；另一类是通过按摩远离面部的经络而达到美容目的，即间接按摩美容。由于近年健美之热兴起，间接按摩美容备受人们的重视，但不管用什么按摩方法，总以"动"为特点，以调整阴阳、疏通经络、行气活血为要点。

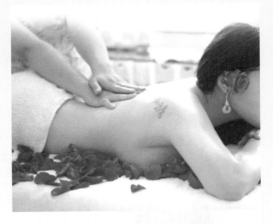

1. 按摩对皮肤的作用

我们知道，皱纹是皮肤老化的一种现象，其原因之一是毛细血管的血液循环不畅，营养物质输送障碍。施用适当的手法按摩，可调节面部肌肉的收缩和舒张，通过被动舒缩作用，以促进面部血液循环，增强血液供应，起到祛瘀生新的作用。按摩生热是老幼皆知的生活常识，按摩术既然是在体表一定部位的机械摩擦，必然会引起摩擦部位皮肤温度的升高，实验证明，在按摩的影响下，局部温度可升高 1.3 ~ 5℃。皮温升高，使血管扩张，气血充盈于面部，从而防止风寒、风湿等外邪侵袭，起到保健美容的作用。一些按摩术，特别是现代时兴的经络刺激美容法，刺激远离颜面的四肢、躯干经络而达到美容和保护面部皮肤，则是通过经脉的全身调节作用产生美容效果的。我们知道，经络把脏腑、筋骨、皮肤和人体各种组织器官联成一体，刺激经络，则调节相应内脏器官，使它们的功能正常，阴阳平衡，气血和调，从而保证了气血充盈荣润于面部，并祛除疾病、起到美容的效果。许多临床实践都证明，较长时间的按摩，可以减轻疤痕引起的皮肤紧张，使皮肤弹性增强。正常人坚持做保健"浴面"功，面部肌肉丰润，有光泽，皱纹减少。从现代生理学的理论解释，用力按摩实际是在强迫肌肉运动，使皮肤组织产生组织胺、类组织胺及乙酰胆碱，这些物质能刺激血管扩张，使血流加快，血流量改善，携氧血红蛋白增加，增加对面部皮肤的营养。与此同时，单位时间内白细胞总数比原来增加，白细胞噬菌力增强，意味着机体防御能力提高。另一方面，由于不断地对皮肤施加适当的刺激，使皮肤敏感，增加了皮肤的应激反应能力，从而对外界气候变化的适应性增强，不易患皮肤疾病而起到保护皮肤的作用。

2. 几种面部按摩美容方法

面部按摩美容法及肢体经络刺激美容法，现代各种美容小册子论述甚多，这里只介绍几种中国传统颜面保健美容法和一种日本的保健美容法。

（1）彭祖浴面法

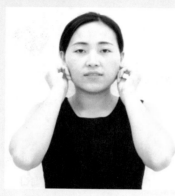

方法：①清晨起床后用左右手摩擦耳朵，又从头上轻轻牵拉耳朵，用手指摩擦头皮，梳理头发。②把双手掌摩擦热，以热手擦面，从上向下14次。

美颜功效：第一步功可使面部气血流通，头发不白，耳不聋。第二步功可去除面上色素，令人面有光泽，使面部能经受风寒冷雨等外邪侵袭，并治疗头痛疾患，使头部无病痛之苦。

附记：引自《千金翼方》。

方解心悟：此功功法简单，不论何种年龄均可施行。摩擦耳朵时，以耳朵发热为度。耳上有许多穴位，擦两耳，实际是给这些穴位以刺激，有类似"耳针"的功效。牵拉耳朵，使面部肌肉得到活动，故第一步功可使面部气血通畅。第二步功从上向下按摩面部，进一步加强气血运行，使阳明经脉通畅，气血得以充盈于面而达到美容防病之目的。这段美容方法和南北朝时药物学家陶弘景《养性延命录》中记载的"摩手令热以摩面，从上至下，去邪气令人面上有光彩"基本相同。

（2）搓涂美颜法

方法：每日晨起静坐，闭目排除杂念，以两手相互搓热，擦面7次。后鼓嘴如漱水状漱几十次，至津液多时，取之涂面，用手再搓数次，至面部发热。

美颜功效：光润皮肤，悦泽容颜。

附记：引自《颐身集》。

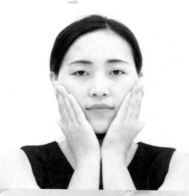

方解心悟：原书认为，本功法可治由思虑劳累过度引起的容颜憔悴，所以，做此搓涂法时要凝神静坐以养神气，使心神不致耗散。这实际是把道家静养

功和按摩功相结合的一套美容方法，有诗云："寡欲心虚气血盈，自然五脏得和平，衰颜仗此增光泽，不羡人间五等荣。"正是静养功美容的写照。

（3）真人起居法

方法： 不拘时辰，择窗明几净处，闭目端坐，调匀呼吸，叩齿 36 次以集中心神。大拇指背于手掌心劳宫穴处摩令极热，拭目大眦（内眼角）9 次，小眦（外眼角）9 次，鼻之两旁 9 次。又以两手相摩擦至手掌发热，深吸气并闭气，然后以手掌摩擦面部，不计次数，以多为佳。上述动作完成后，以舌舐上腭，搅上下齿龈，待津满口，如漱口样漱百次，再把口中唾液分 3 次吞下。

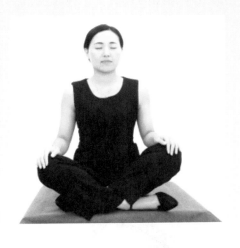

美颜功效： 润泽面目，润肺止嗽，和益五脏。

附记： 引自《寿世青编》。

方解心悟： 掌心劳宫穴为手厥阴心经荥穴，可宁心安神醒神。刺激内眦睛明穴可使目明，消除目昏睛花。刺激外眦瞳子髎可延缓鱼尾纹出现。拭擦鼻之两旁迎香穴可预防感冒，减少嘴角纹。可见，这种美容方法是以刺激穴位为主的。

（4）陆地仙经美容法

方法： 早起或临卧时，端坐床凳，先将两掌十指分开，以一掌自额前插入发际向后梳之。梳时中指居中，经上星（头正中线，入前发际一寸）、百会（头顶正中）而达后头部风府（头正中线，距后发际一寸处）穴，需缓缓着力，左右手交替各梳 10 次。梳毕将两手掌擦极热，十指并拢按于额部，

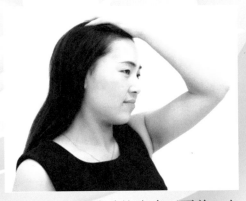

掌指向上，掌心按眼眶，随即徐徐着力，向两太阳处移动按摩直至耳前，左右各 10 次。然后移手于鼻两侧，掌指向上，待掌与额面密接后，徐徐上下移

动按摩，左右各 10 次。又顺势移两手于耳下，将两耳分别置于两掌中指与无名指之间，夹耳上下按摩各 10 次。最后移两手于颈部，掌指向后，掌根按喉突处（稍用力按压），两掌向颈后按摩，共 10 次。

美颜功效： 疏导气血，驻颜美容。

附记： 引自《寿道篇》。

方解心悟： 陆地仙经美容法作用全面。首先，按摩头皮，疏通督脉经脉，使阳气得以宣通；随即按摩足少阳经脉，使胆气疏泄正常；刺激足阳明胃经，使气血得以旺盛；刺激手太阳小肠经以使耳聪，最后环颈按摩，使三阳经脉皆得疏通。此法把最易衰老的耳前、耳下、外眦、眼睑、额头、颈、嘴角都照顾到，长期坚持，定有好处。

（5）颜面摩擦法

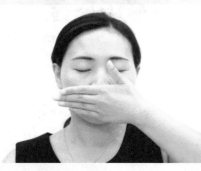

方法： 手掌向横张开（拇指张开，其余四指并拢），好像掩蔽全部颜面似的从额头而至颊骨、下颌、咽喉为止，亦即由上而下，以左手和右手交替反复摩擦。本法要点在于必须使手掌普遍的摩擦到鼻上，这样能刺激鼻上的好几个经穴。

美颜功效： 润肤泽颜，减皱除皱。

附记： 引自《回春健康秘诀》。

方解心悟： 此法引自日本人蔡一藩之书。可以看出，此美容法和前面讲到的彭祖浴面功第二步相似。可见，中外按摩美容均有相似之处，总是要作用于穴位和运动颜面皮肤，使皮肤发热，促进新鲜血液营养皮肤。做此法时要适当用力，以手能移动、不擦伤皮肤为度，按摩至皮肤发热方止。

3. 按摩美容的注意事项

（1）按摩前必须先清洁手和面部皮肤，如皮肤过于干燥可涂面脂。面脂的作用主要是减少按摩时对面部皮肤的损伤，当然，通过按摩，皮肤可吸收部分药物。剪去手指甲，避免划伤皮肤也是必要的。

（2）按摩是一种机械性的刺激，故一般按摩后，应有皮肤温度升高、感觉舒适、心情愉快舒畅的感觉。但若按摩到皮肤发烫和擦伤皮肤，则会收到相反效果，所以，应控制按摩的力量、频率和时间。

（3）按摩美容方法，是以"动"和"颜面发热"为特点，一般按经脉施用，不得乱揉乱按。

（4）按摩后，面部可擦美容粉、美容膏等保健性美容品，以借按摩后血行旺盛之际，皮肤吸收部分药物。

（5）按摩美容最好在25岁左右开始，此时皮肤尚未枯萎，颜面未衰，按摩效果较好。按摩主要是防止皮肤过早老化和消除一些细小皱纹，对已经松弛的皮肤作用不大。

（6）要持之以恒，勿求立即见效，不要一日曝十日寒。美容不是化妆，不可能立即见效。每日按摩15分钟最好，如不可能，一周至少2～3次。

（7）皮肤患急性炎症及传染性皮肤病时，暂不按摩，以免使病菌扩散。

气功美容，内外兼修的不老术

气功是中国医学宝库中的一枝奇葩，是一种具有中华民族特色的医疗保健运动，是实行自我控制、自我身心锻炼的一种祛病延年、驻颜长寿的方法。气功的特点不仅在于容易掌握、选用方便、适应范围广泛，更重要的是它能通过调形（动作）、调意（意识）、调息（呼吸）的功夫，锻炼精、气、神，调整身体内部的功能，增强体质，提高抵抗疾病的能力，从而达到治病强身、驻颜长寿的目的。值得特别指出的是，气功中的调意，从情绪与美容的角度看，它是一种排除七情过激、使青春长驻的重要方法，通过有意识地放松、安静、排除杂念，达到使人消除紧张状态，心静气平，放松乐观的目的，这就避免了持久的情绪刺激对人体脏腑气血功能乃至面容美化的不良影响。可以这样说，几乎所有的气功方法，皆有驻颜长寿的功用。

除痤功

方法：采用任何姿势，以自己最感舒适为佳。静止几分钟，使心情安定，杂念排除，全身尽量放松。呼吸均匀后，做深呼吸，以每分钟 10 次左右为宜。把意念集中在面部，眼全闭或微闭向下视鼻梁。吸气时想象自己的面部光滑，皮肤白嫩红润；呼气时想象自己的痤疮消失。反复进行，练功 20 分钟，然后搓热双手按摩面部，以中指指腹沿鼻两侧自

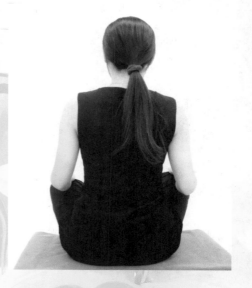

下而上带动其他手指，擦到前额时向两侧分开，经颊而下，到嘴周围，循环搓擦 36 次，即可收功。此功每日练习二次。

美颜功效： 治疗痤疮，充沛精力。

附记： 引自《气功杂志》。

方解心悟： 痤疮，即中医的"肺风粉刺"，如不严重，一般只发于面鼻，起碎疙瘩，形如黍屑，用此功法加按摩可以治疗，但双手和脸一定要洗净。如痤疮严重，形如脓疮或大硬结，则不宜按摩，可只练气功，同样会收到效果。练功期间宜少食脂肪、糖类食物，避免饮酒和食辛辣之品。

佛家童面功

方法： 自然盘坐，思想集中，排除杂念，双手掌放在两膝盖上。上体端正，双目微闭，舌舐上腭，意守丹田，呼吸要细、匀、深、长。

用意念将气血引导到丹田处。丹田有四个部位：两眉之间谓之上丹田，心窝处谓之中丹田，脐下小腹谓之下丹田，命门谓之后丹田。以意领气，口里默念：上丹田、中丹田、下丹田和后丹田，气血即可随着意念沿任督两脉循

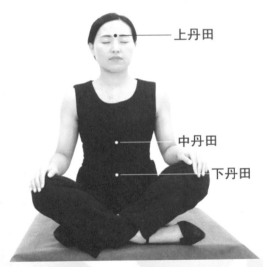

行到四个丹田部位，循行一圈为一次，如此反复领气 18 次。

美颜功效： 丹田功可使气血两盛，精神十足，可达面如童颜的功能。

附记： 引自《达摩秘功》。

方解心悟： 达摩秘功，是中国佛教养生长寿术之一。佛家童面功是"达摩明手一指经十一法养生功"之第六步，主要以练习内养功而美颜，因将意念守于丹田，又领气血循行上、中、下、后四个丹田，故又名丹田功。丹田所系全身性命，对人体健康至关重要，气血得以温养，对脏腑及颜面均有极大作用，故历来养生家、气功家均注重意守丹田，培养丹田的元气。

功中指出，"命门谓之后丹田"，命门即督脉经的"命门穴"，位于第二、三腰椎棘突之间。

本功法的要点在于做到心静，在以意领气的同时，心里必须默念气血运行时所列的穴位。

还童颜功（润肤功）

此功共分十四节，分节实录如下：

第一节　三星高照

预备势：含笑静立，展胸收腹，肌肉放松，双腿并拢，手臂置于体侧，呼吸缓慢、均匀，目光平视前方，神态自然。

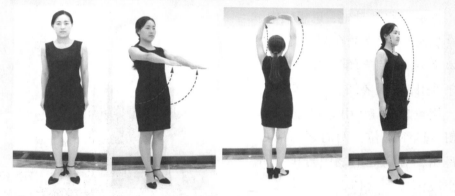

起势：双手手心向下，由前向上徐徐升起，举过头顶（神庭穴），手心（劳宫穴）向上，两手虎口（合谷穴）相对，使上肢三节（腕、肘、肩轴）、下肢三节（胯、膝、踝）自然拉开，脚跟微抬，形成六顺。在两手上举的同时，展胸收腹，尽量多吸新鲜空气，吸气时注意绵、细、无声，吸尽后翻掌，两手按原路线慢慢落下，复归原位，与此同时，将体内浊气排出。照此连做 3 次。

第二节　磨鹰爪

预备势：站立姿势与第一节同。

起势：动作接前，当两手从头顶上方翻掌下落至膝盖位置时，合掌置于双膝内侧（血海、曲泉穴）之间，屈身屈膝下蹲，夹紧双掌。然后，左右两脚跟（大钟穴）上提下落，带动双掌摩擦生热，照此连续摩擦 8 次。

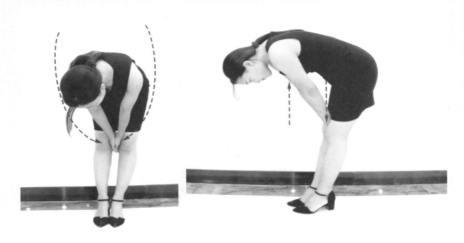

注意：合掌摩擦时，手指移动的位置以四缝穴至掌心距离为宜，手心（劳宫穴）不要离开手掌。做摩擦双掌动作时，要适当用力，使其生热。弯腰、收腹、挺脖要自然。

第三节　抚三风

预备势：动作接第二节。双腿合拢，直体站立，合掌上提（手心必须夹紧）至鼻上方分开捂住双眼。

起势：用经过摩擦发热的手心，轻轻捂按眼睛8次；接着，手心离开双眼，但双手仍在原位不动，张开双眼，眼睛由左向右旋转8次，又由右向左旋转8次；最后，双眼向上、向下各展合8次。

注意：双眼做展合动作时，手的位置不变。

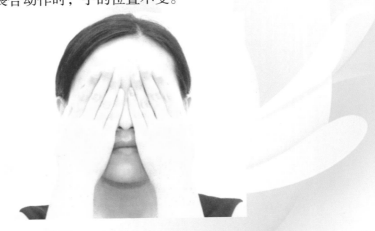

第四节　替天庭

预备势：动作接第三节，自然站立。

起势：用两手的食指、中指、无名指从双眉中间位置（印堂穴）向上按摩，左右分开，顺摩天庭（阳白、神庭、太阳诸穴）8次。

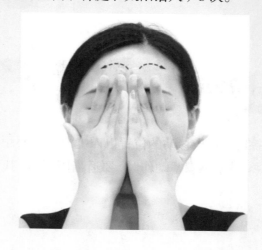

第五节　顺凤尾

预备势：自然站立，两手置于双眼角处。

起势：用双手大拇指下部的软肌（鱼际穴），从眼角向两侧脑后（太阳穴）方向顺摩8次。

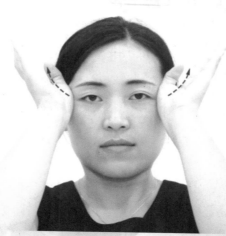

第六节　顺双颊

预备势：自然站立，两手在胸前合掌，摩擦生热。

起势：用摩擦发热的双手捂住面部两颊，手心（劳宫穴）从颧骨位置由上往下捂摩 8 次，若能用唾液擦面效果更佳。

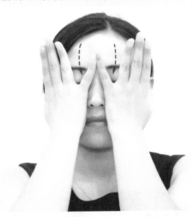

第七节　按地仓

预备势：自然站立，左上肢屈臂抬起，左手心捂住嘴，拇指尖（少商穴）点按在左鼻软骨下的凹陷处，左鼻孔不吸气，其余四指轻捂右面颊。右手翻掌托住下颚，右肘置于右乳近处。

起势：两手配合由左至右转动 8 次，左手拇指顺势点按左鼻软骨下的凹陷处 8 次，用右鼻孔吸气；与此同时，舌头在嘴内随手势转动 8 次，接着交换左右手位置，照此法点按转动 8 次。

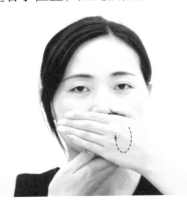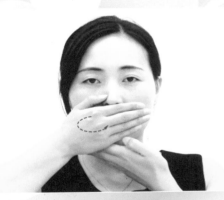

第八节　吐信功

预备势：自然站立，用双手捂住嘴鼻，食指点按在鼻梁两侧凹陷处，拇指托住两腮，其余三指相合嘴鼻前方，使嘴前留出一活动空间。

起势：张口向外吐舌8次，自由转舌8次，扣齿8次。

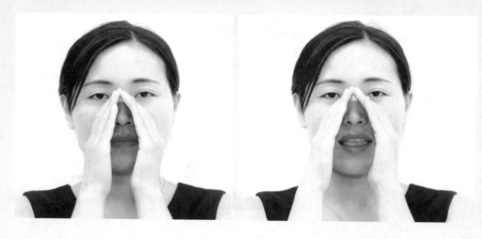

第九节　吮玉液

预备势：自然站立，双手位置与吐信功相同。

起势：左右上下运动双唇各8次，然后紧闭双唇吮吸，使津液满口，分3次咽下。

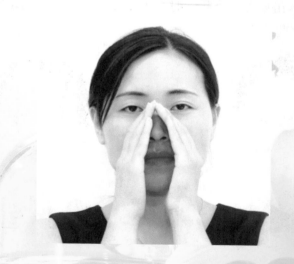

第十节　击龙颜

预备势：自然站立，双手在胸前摩擦，使手生热。

起势：用摩擦生热的双手手指肚（十宣穴）击打面部皮肤（包括天庭、两颊、双颚、腮、嘴、下颌等部位），约1分钟。

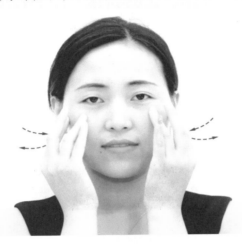

第十一节　顺风耳

预备势：站立姿势与上节同。

起势：用双手手心前后摩擦两耳8次，注意两手往后顺擦耳朵时用力稍强，往前反摩时用力要轻。接着，用中指将左右耳扇向前按住，食指搭放在中指上，向下滑击耳鼓3次。

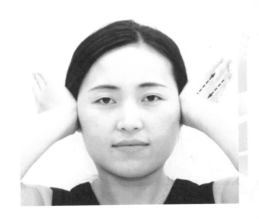 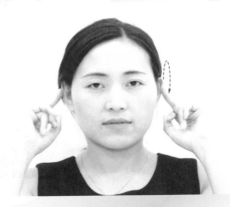

第十二节　擦龙顶

预备势：自然站立。

起势：用双手十指的指甲背部，从额前发际处（神庭穴）开始往后推梳8次。

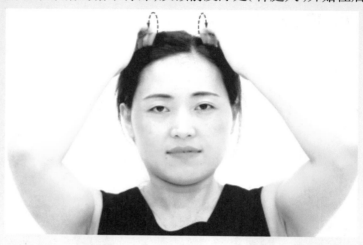

第十三节　育天池

预备势：站法如前，左手放置颈后。

起势：左手在颈后天池（包括风池、风府、哑门、天柱诸穴）由右向左摩擦捂捏8次。再换右手，由左向右摩擦捂捏8次。

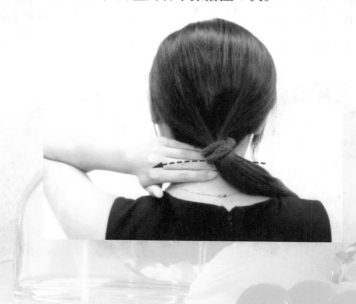

第十四节　大顺功

预备势：自然站立，两手置于胸前。

起势：两手在胸前摩擦生热，然后擦手心、手背、指缝、手腕、双臂，状如洗浴，做毕收功。

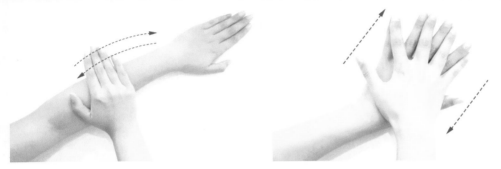

方解心悟：本套功选自《道家秘传长寿功》一书。原书共载长寿功十三势（套），每势之间互不连续，可单独练习，故我们选了直接用于美容的第十三势——还童颜功的练功法，供读者参考练习。

这套功几乎对面部所有的穴位都进行了刺激，做功全面，除美容外，涉及聪耳、明目及预防感冒、帮助消化等，又独成一势，是较好的美容功法。

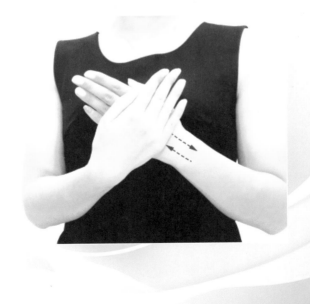